流行病学分析与 Stata 应用
——实用讲义

李晋磊　编著

中国协和医科大学出版社
北　京

图书在版编目（CIP）数据

流行病学分析与 Stata 应用：实用讲义／李晋磊编著 . —北京：中国协和医科大学出版社，2023.2

ISBN 978 - 7 - 5679 - 2130 - 6

Ⅰ.①流…　Ⅱ.①李…　Ⅲ.①分析流行病学－应用软件　Ⅳ.①R181. 2 - 39

中国版本图书馆 CIP 数据核字（2022）第 243365 号

流行病学分析与 Stata 应用——实用讲义

编　　著：李晋磊
责任编辑：魏亚萌
封面设计：许晓晨
责任校对：张　麓
责任印制：张　岱

出版发行：中国协和医科大学出版社
　　　　　（北京市东城区东单三条九号　邮编 100730　电话 010 - 65260431）
网　　址：www. pumcp. com
经　　销：新华书店总店北京发行所
印　　刷：三河市龙大印装有限公司

开　　本：880mm × 1230mm　　1/32
印　　张：3
字　　数：70 千字
版　　次：2023 年 2 月第 1 版
印　　次：2023 年 2 月第 1 次印刷
定　　价：35. 00 元

ISBN 978 - 7 - 5679 - 2130 - 6

目前在计量经济学方面关于 Stata 应用的图书较多，而针对流行病学分析中 Stata 应用的图书较少。本书结合流行病学分析和 Stata 运用，一方面介绍流行病学基本分析方法和测量指标，使读者了解基于数据的流行病学分析方法；另一方面对 Stata 统计软件进行介绍，使读者能够初步掌握 Stata 的使用方法，并熟练运用进行流行病学统计计算。

本书将编写的重点放在对 Stata 操作和结果解释的讲解，内容简洁易懂。书中尽量选取 Stata 自带的网络数据或系统数据进行举例，也有部分数据来自其他文献或自编数据，其目的仅为帮助读者了解 Stata 的数据分析操作，部分不具有实际意义。

本书以 Stata 15.0 为例，第一章进行 Stata 界面和基本命令的介绍，让读者能够快速入门，对 Stata 软件有一个初步的认识；第二章至第四章进行流行病学相关知识和计算方法讲解，并介绍对应的 Stata 命令，包括图表制作和假设检验等；第五章至第七章围绕流行病学研究中的危险因素分析，介绍 Stata 中回归相关的命令操作，如线性回归、logistic 回归、Cox 回归等。

本书是在相应的课堂教学经验基础上完成的编写，融入了平时教学中发现的操作难点和学生的相关诉求。书中未涉及 Stata 的一些相对复杂的模型、算法，这是因为编写本书的目的在于使读者初步了解并应用 Stata 进行流行病学分析，而非成为统计软件专家。基于本书的内容，读者可以不断探索，继续深入学习。

本书编写虽力臻完善，但难免存在疏漏与不足之处，恳请大家多提宝贵意见，以便进一步修订完善。

李晋磊

2022 年 10 月

目　录

第一章　Stata 简介与基本命令介绍

1.1　Stata 简介

Stata 是一款功能强大而又小巧的统计分析软件。它操作灵活、简单易用，同时具有数据管理软件、统计分析软件、绘图软件、矩阵计算软件、程序语言的特点。Stata 和 SAS 及 SPSS 被并称为"新的三大权威统计软件"。

Stata 软件在经济学、社会学、政治科学、生物医学、流行病学等领域被广泛应用。我国在流行病学领域中应用 Stata 的相关介绍较少，本书从流行病学数据分析着手，对 Stata 软件的使用和结果解释进行简要介绍。

Stata 软件从 1985 年的 1.0 版本，不断升级、完善，至 2022 年更新至 17.0 版。16.0 版在之前英文操作界面的基础上，新增中文操作界面。Stata 软件根据处理数据集的大小分为多核版 Stata/MP、特别版 Stata/SE、标准版 Stata/IC、学生版 Small Stata，使用者可根据实际科研工作的需要进行版本的选择。其中，标准版 Stata/IC 可处理变量（variables）数最大为 2 048，特别版 Stata/SE 可处理变量数最大为 32 767，多核版 Stata/MP 可处理变量数最大为 120 000。

1.2　Stata 的界面

Stata 的数据分析处理界面主要分为 5 个窗口（图 1 - 1）：命令窗口、结果窗口、命令回顾窗口、变量名窗口、属性（变量、数据描述）窗口。

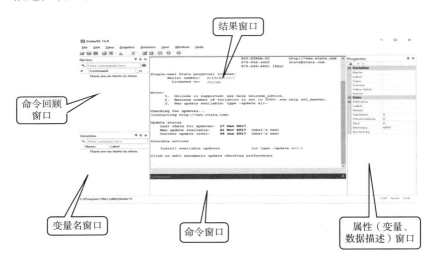

图 1 - 1　Stata 15.0 操作界面

1. 命令窗口　在 Stata 命令窗口键入需要执行的统计分析命令（code），单击回车键，即执行相应的命令。

2. 结果窗口　命令执行后，其结果主要呈现在结果窗口。但有一个例外，即如果要求 Stata 执行的是绘图的命令，那么其结果——生成的统计图，将在新的窗口弹出，而非在"结果窗口"。

3. 命令回顾窗口　命令执行之后，此条命令将暂时放在命令回顾窗口，这样使用者就可以随时翻看之前进行过的命令操作，也可以点击其中的命令再次执行。命令回顾窗口中的命令用两种颜色进行标记：若之前的命令正确执行，则在命令回顾窗口中以黑色字体体现；若之前的命令错误而无法顺利执行，则在命令回顾窗口中以红色字体体现。

4. 变量名窗口　数据库中的所有变量及在统计分析过程中自行生成的变量，均可在变量名窗口中找到。变量名窗口记录了变量名及其标签（变量名标签"Label"是对变量的简单解释）。

5. 属性（变量、数据描述）窗口　显示数据库中变量及数据的信息，如包含的变量数、观测数、标签等。其中，变量类型包括数值型、字符型、日期型等。

（1）数值型变量：如 byte、int、long、float、double，不同精度对应不同的计算误差。

（2）字符型变量：是文字描述的信息，由字母或特殊符号组成，通常用英文双引号" "标注。

（3）日期型变量：Stata 中 1960 年 1 月 1 日被认为是第 0 天，则 1959 年 12 月 31 日为第 -1 天，2014 年 11 月 11 日为第 20 038 天。

1.3　Stata 的操作方式

Stata 软件包含三种主要的操作方式：菜单操作、命令操作及批量操作。

1. 菜单操作　类似于 SPSS 和 Excel 的操作，在菜单中按照要求选择适当的变量、方法及要显示的结果等。这种操作方式比较直观，适合不太熟悉的操作者。

2. 命令操作　在"命令窗口"输入命令，然后单击回车键，即可执行相应的命令。这种操作方式适用于探索性数据管理和分析。

3. 批量操作　将命令写入 do 文件编辑器，运行 do 文件完成命令集。这种操作较适合熟练使用者，也多用于需要反复循环执行一组命令的情况。

本书主要介绍命令操作的方式，读者在后期使用较熟练后，亦可尝试批量操作执行相关命令、进行数据分析（do 文件的使用将在第六章进行简要介绍）。

1.4　Stata 的 Help 功能

同许多统计软件相同，Stata 具有强大的帮助"Help"功能，能够帮助使用者快速了解、熟悉并使用数据分析命令。点击工具栏上的"Help"，在下拉菜单中点击"Search"，在对话框中键入所要查询的命令，Stata 便会弹出帮助窗口，里面详细解释了该命令的名称、内容、命令书写形式、可在命令中加入的选项等，还会在下端举例来帮助理解该命令，这是初学者快速学习、使用该命令的有效途径。

以线性回归的命令"regress"为例，Help 中先给出了命令的"Title"和"Syntax"，即命令的名称、简要说明和命令的结构、选项（图 1 - 2）。其中，命令 regress 的 reg 下面有一条横线，这表示在命令键入时，regress 可以简写为 reg。

Syntax 是需要主要了解的内容，包括：*regress*——回归的命令，*depvar*——因变量，*indepvars*——自变量，*if*——条件，*in*——范围，*weight*——权重，*options*——选项。

其中，粗体部分是需要在操作中键入命令时直接照搬的（如命令本身），斜体部分是根据数据内容需要替换的（如自变量和因变量），方括号中的部分在实际操作中可有可无（如条件、权重、范围等不是命令语句中的必需部分，仅根据计算的实际情况添加），选项（options）在命令行下面进行了一一列举和说明。

Help 的最下面还有此命令的一些例子（图 1 - 3），以帮助理解命令的操作。

建议使用者在学习过程中用好"Help"功能，在遇到问题或操

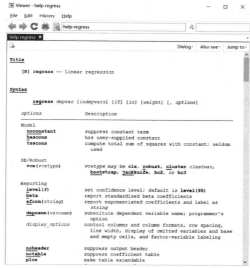

图 1 - 2　Help 显示内容（1）

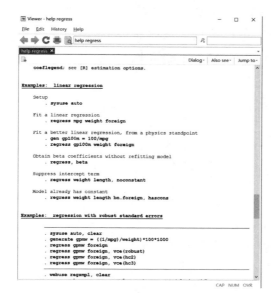

图 1 - 3　Help 显示内容（2）

作困难时首先尝试查询"Help",看是否能够帮助解决这个问题。这样一方面能够帮助更深刻地记忆和理解相关命令,另一方面也是对独立思考、独立进行科研工作能力的锻炼。

1.5 Stata 的数据录入

Stata 的数据录入有多种形式,可以通过数据编辑器(Data Editor)进行数据录入,也可以在命令窗口通过键入相应的输入命令进行录入。当已有一个相对完整的数据时,可以从 Excel 中直接将数据录入 Stata 进行数据分析。

1. 数据编辑器录入 需要先把数据编辑器找出来,菜单路径为 Data—Data Editor—Data Editor(Edit);也可以直接点击工具栏上的田字格图标 📝 调出数据编辑器(图1-4)。需要注意,工具栏的田字格图标有两个,需要点击的是上面带有画笔的图标 📝 "Data Editor(Edit)"进行数据录入;而旁边带有放大镜的图标 📷 为"Data Editor(Browse)",不能用来录入数据。

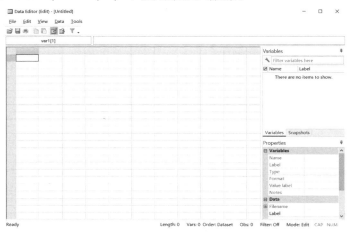

图1-4 数据编辑器界面

数据编辑器录入方式与常用的 Excel 数据录入基本一致，可成行录入，亦可成列录入。当没有提前规定变量名时，Stata 会在录入新一列数据时自动生成变量名 var1，var2，var3……

对于录入的内容，数据编辑器中可能用三种不同的颜色呈现：①黑色为数字型，如录入的身高值、血压值、0/1 变量等。②红色为文本型，如录入的姓名、住址等中文或英文文字。③蓝色代表标签，将在后文（1.6 Stata 的常用命令介绍）进行讲解。

2. 命令录入　当变量和记录都比较少时，也可使用命令录入。Stata 进行数据录入的命令为"input"。与数据编辑器录入不同的是，在使用"input"命令进行数据录入时，需要先规定好变量名。如要录入三行数据，每行数据包含三个变量——x、y、z，则需要在命令窗口键入（以空格隔开）：

```
input x y z
```

按回车键后，按行录入数据（数据间以空格隔开），在最后一行数据录入完成后，键入"end"来结束数据的录入。需注意，如果不在命令窗口键入"end"，Stata 将会把后续的操作都当作数据的录入，所以在数据录入之后要记得以"end"来结束录入操作，如下：

```
input x y z
         x          y          z
1. 1 2 3
2. 4 5 6
3. 7 8 9
4. end
```

3. Excel 录入　当已经有完整的数据保存在 Excel 里面时，Stata 可以直接将 Excel 数据导入（路径：菜单栏 File—Import—Excel Spreadsheet）。在对话框里选择要导入的 Excel 文件，同时勾选限制选项，如是否需要把第一行作为变量名处理（Import first row as variable names）等。之前保存在 Excel 里的数据，其变量名往往是占据第一行数据的；而在 Stata 中，如果把所要导入的数据第一行选择为变量名，那么它们会自动被放置在变量名栏，而不再占据数据表的第一行（图 1 - 5）。其他格式的数据也可通过此方法导入 Stata 进行数据分析。

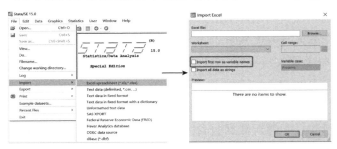

图 1 - 5　将 Excel 数据导入 Stata

还有一种更直接的方法，即从 Excel 中复制所需要的数据和变量名，然后直接粘贴到 Stata 的数据编辑器中。在粘贴的过程中，Stata 会弹出一个对话框，需要选择对第一行数据如何进行处理，即当作变量名还是当作数据（图 1 - 6）。

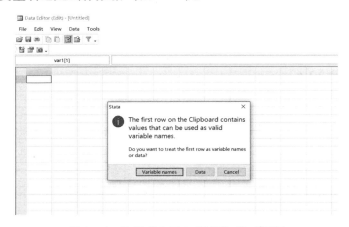

图 1 - 6　关于"变量名/数据"的对话框

1.6　Stata 的常用命令介绍

本部分将介绍几个基本的 Stata 命令，用于一般的数据描述、管理和计算，其他流行病学分析中的相关命令将在后续内容中逐章介绍。

1. 重命名变量　利用"rename"命令将原变量名 var1 重命名为 a，var2 重命名为 b：

```
rename var1 a
rename var2 b
```

2. 创建新变量　利用"generate"命令（可简写为"gen"），生成新的变量 c，使其值为 a 与 b 之和：

```
generate c = a + b
```

或

```
gen c = a + b
```

3. 替换变量　利用"replace"命令，将变量 c 的值替换为原来的 10 倍：

```
replace c = c * 10
```

在上面的操作中可以看到，一般的加（＋）、减（－）、乘（＊）、除（／）运算在 Stata 中应用的符号与计算机中的数字运算符号基本没有差别。除此之外，其他运算符号还有大于（＞），小于（＜），大于或等于（＞＝），小于或等于（＜＝），不等于（！＝），和（＆），或（｜）等。需要注意的是，在 Stata 中"＝"的含义是赋值，而在条件语句中表示等于的符号为"＝＝"。

4. 添加标签　利用"label"命令给数据添加标签，以增加数据的可读性。添加变量值标签可分为两步：①使用"label define"定义变量值标签；②通过"label value"命令将其指定到对应变量。例如，数据中变量 sex 包含了 0/1 两个值，其中 0 代表女性，1 代表男性，为了提高后续分析操作中数据的可读性，可以给 sex 变量添加变量值标签，0 = Female，1 = Male，需要进行两步操作：

```
label define gender 0"Female"1"Male"
label value sex gender
```

5. 数据描述　在着手进行数据分析前，需要先对数据进行简单了解，以便开展后续计算和分析。Stata 提供多个数据描述的命令，如 describe、codebook、list、summarize 等，从不同角度帮助使用者了解数据中的变量、数据值、数据内容等。

（1）describe：描述变量的特征和含义。描述数据内容，顶部显示总体信息，主体显示每个变量的名称、类型、格式、标签。

```
. describe

Contains data from C:\Program Files (x86)\Stata15\ado\base\a\auto.dta
  obs:            74                          1978 Automobile Data
  vars:           12                          13 Apr 2016 17:45
  size:        3,182                          (_dta has notes)

              storage   display    value
variable name   type    format     label      variable label

make           str18    %-18s                 Make and Model
price          int      %8.0gc                Price
mpg            int      %8.0g                 Mileage (mpg)
rep78          int      %8.0g                 Repair Record 1978
headroom       float    %6.1f                 Headroom (in.)
trunk          int      %8.0g                 Trunk space (cu. ft.)
weight         int      %8.0gc                Weight (lbs.)
length         int      %8.0g                 Length (in.)
turn           int      %8.0g                 Turn Circle (ft.)
displacement   int      %8.0g                 Displacement (cu. in.)
gear_ratio     float    %6.2f                 Gear Ratio
foreign        byte     %8.0g      origin     Car type

Sorted by: foreign
```

（2）codebook：查看变量。逐一显示每个变量的信息。

```
. codebook

make                                                                                    Make and Model

              type:  string (str18), but longest is str17

     unique values:  74                        missing "": 0/74

          examples:  "Cad. Deville"
                     "Dodge Magnum"
                     "Merc. XR-7"
                     "Pont. Catalina"

           warning:  variable has embedded blanks

price                                                                                            Price

              type:  numeric (int)

             range:  [3291,15906]              units: 1
     unique values:  74                        missing .: 0/74

              mean:  6165.26
          std. dev:  2949.5
```

（3）list：浏览数据，列出各变量值。可显示所有变量值，也可
在命令中要求显示部分变量值。

```
. list

     make          price    mpg   rep78   headroom   trunk   weight   length   turn   displa~t   gear_r~o   foreign
 1.  AMC Concord    4,099    22      3       2.5       11     2,930     186     40      121        3.58    Domestic
 2.  AMC Pacer      4,749    17      3       3.0       11     3,350     173     40      258        2.53    Domestic
 3.  AMC Spirit     3,799    22      .       3.0       12     2,640     168     35      121        3.08    Domestic
 4.  Buick Century  4,816    20      3       4.5       16     3,250     196     40      196        2.93    Domestic
 5.  Buick Electra  7,827    15      4       4.0       20     4,080     222     43      350        2.41    Domestic

 6.  Buick LeSabre  5,788    18      3       4.0       21     3,670     218     43      231        2.73    Domestic
 7.  Buick Opel     4,453    26      .       3.0       10     2,230     170     34      304        2.87    Domestic
 8.  Buick Regal    5,189    20      3       2.0       16     3,280     200     42      196        2.93    Domestic
 9.  Buick Riviera 10,372    16      3       3.5       17     3,880     207     43      231        2.93    Domestic

. list make price weight foreign

     make          price    weight    foreign
 1.  AMC Concord    4,099    2,930    Domestic
 2.  AMC Pacer      4,749    3,350    Domestic
 3.  AMC Spirit     3,799    2,640    Domestic
 4.  Buick Century  4,816    3,250    Domestic
 5.  Buick Electra  7,827    4,080    Domestic

 6.  Buick LeSabre  5,788    3,670    Domestic
 7.  Buick Opel     4,453    2,230    Domestic
 8.  Buick Regal    5,189    3,280    Domestic
 9.  Buick Riviera 10,372    3,880    Domestic
```

（4）summarize：总结变量值。可总结所有变量值，包括每个变
量的样本容量（Obs）、算数平均数（Mean）、标准差（Std. Dev.）、
最小值（Min）和最大值（Max）等信息，也可在命令中要求总结
部分变量值。

```
. summarize

    Variable │      Obs        Mean    Std. Dev.        Min        Max
─────────────┼──────────────────────────────────────────────────────
        make │        0
       price │       74    6165.257    2949.496       3291      15906
         mpg │       74     21.2973    5.785503         12         41
       rep78 │       69    3.405797    .9899323          1          5
    headroom │       74    2.993243    .8459948        1.5          5

       trunk │       74    13.75676    4.277404          5         23
      weight │       74    3019.459    777.1936       1760       4840
      length │       74    187.9324    22.26634        142        233
        turn │       74    39.64865    4.399354         31         51
displacement │       74    197.2973    91.83722         79        425

   gear_ratio │       74    3.014865    .4562871       2.19       3.89
      foreign │       74    .2972973    .4601885          0          1

. summarize price weight length turn

    Variable │      Obs        Mean    Std. Dev.        Min        Max
─────────────┼──────────────────────────────────────────────────────
       price │       74    6165.257    2949.496       3291      15906
      weight │       74    3019.459    777.1936       1760       4840
      length │       74    187.9324    22.26634        142        233
        turn │       74    39.64865    4.399354         31         51
```

6. 数据管理　为了便于理解，这里以学生各科考试成绩为例，数据中包含学生编号（id）、性别（gender）、阅读（read）、写作（write）、数学（math）和科学（science）成绩等。

（1）keep & drop 删除数据：可根据命令要求删除部分变量，也可根据命令要求删除部分数值。keep 为保留变量/数值，其余的删除；drop 则相反，为删除变量/数值，其余的保留在数据库中。如：

1）只保留编号、性别、阅读和写作成绩，其余删除：

```
keep id female read write
```

2）只保留男生的数据（删除所有女生数据）：

```
keep if gender == 1
```

3）删除数学、写作和科学成绩：

```
drop math writing science
```

4）删除阅读成绩低于 60 的数据：

```
drop if read < 60
```

（2）append &merge 合并数据：将两个数据集合并在一起。如合并 1 ~ 20 名学生的三科成绩：

1）append：纵向合并（拼接数据）。

原数据：1 ~ 10 名学生的数学、语文、英语成绩。

合并数据：11 ~ 20 名学生的数学、语文、英语成绩。

2）merge：横向合并（增加变量）。

原数据：1 ~ 20 名学生的数学和语文成绩。

合并数据：1 ~ 20 名学生的英语成绩。

第二章　疾病频率测量指标与 Stata 中的数据描述

2.1　流行病学中的疾病频率测量指标

首先回顾一下流行病学的定义。流行病学是研究人群中疾病与健康状况的分布及其决定因素，并研究防治疾病及促进健康的策略和措施的科学。*Dictionary of Epidemiology* 中的定义为 "Study of the distribution and determinants of health-related states or events in specified population and the application of this study to the control of health problems"。

定义中，健康相关事件（health-related events）即个体需满足一个标准被称为一个事件。在研究开始前必须先有一个标准化的 "事件" 的相关定义，如疾病的发生或临床诊断、首发或复发，常住人口或流动人口等。

人群（population）指拥有某种共同特征的一组人，特定人群可以是全国人口，也可以是全国女性人口（特定性别）或是全国儿童（特定年龄）；也可以根据其他特征进行定义，如冬季集中供暖人群（地域）、工作中接触石棉的人群（工作）；流行病学研究中也常根据疾病定义某一特定人群，如癌症患者等。

在了解 "人群" 和 "事件" 的基础上，可计算疾病测量指标。

1. 发病率　指在一定期间内，一定人群中某疾病新发生的病例出现的频率。

$$发病率 = \frac{一定时期某人群中某疾病新病例数}{同时期该人群暴露人口数}$$

$$incidence = \frac{number\ of\ new\ cases\ in\ time\ period}{number\ of\ peopel\ ``at\ risk"\ at\ the\ start\ of\ the\ time\ period}$$

式中，分子应区分发病时间和诊断时间。在研究中，发病时间往往难以直接获得，常使用诊断时间代替，此处应在研究开始前做好相应的定义。分母为可能发生该病的人群，排除已患病或已有免疫者，即排除不再"at risk"的人群。发病率对应的英文在不同教材和文献中有不同表示，如 risk、cumulative incidence、incidence proportion、incidence 等。

2. 发病密度 在实际研究观测中，可能由于其他事件的发生或观测时间等原因，在发病率的计算中"错过了"某些事件，高估了分母。在这种情况下，可以用发病密度来进行计算：

$$发病密度 = \frac{期间暴露人群中的新病例数}{同时期总的暴露人时数}$$

发病密度是有单位的——number of events per person-time，且单位可以根据实际情况有所不同。例如，158 人月中发生 47 个事件 = 0.30 每人月；13.17 人年中发生 47 个事件 = 3.57 每人年。但通常使用 per 100、per 1 000、per 10 000 等来表示，即例子中前者为 300 per 1 000 person-month，后者为 357 per 100 person-year。发病密度对应的英文有 incidence density、incidence rate、person-time incidence、hazard 等。

3. 患病率 指某特定时间内一定人群中某疾病新旧病例所占比例。患病率可用于测量人群中疾病负担，包含以下两种测量方法。

（1）时点患病率：某一时点一定人口现患病例数/总人口数。

（2）期间患病率：某观察期间内现患病例 + 新发病例/时期内平均人口数。

患病率受多个因素影响，如发病率、病程长短、治愈率、病死率等。在发病率相同的情况下，死亡率越低，病程越长，其产生的疾病"累积"作用越明显，患病率越高。如慢性病高血压，患病后难以治愈，可能将终身作为高血压患者存活直到由于其他原因引发死亡，这样就"累积"了越来越多的高血压患者，产生了较高的患病率。此外，患病率还受诊断水平和疾病的报告率影响，同时还需考虑到病例和健康者的迁入和迁出等影响因素。

4. 死亡率　包括以下三种。

（1）粗死亡率（crude mortality rate）：死亡总数/总人口数。

（2）死亡专率：如不同年龄段、性别、职业……人群的死亡率。

如，某年龄段死亡率（age-specific mortality）=某年龄段死亡人数/该年龄段总人口数。

（3）病死率（case fatality rate）：因某病死亡人数/同期患病总人数。

2.2　疾病频率测量指标的标准化

当研究某个因素与某种疾病的关联时，由于受某个既与疾病有制约关系，又与所研究的暴露因素有联系的外在因素的影响，掩盖或夸大了所研究的暴露因素与疾病的联系，这种现象叫作混杂（confounding）。

如在研究中可以发现，大部分疾病相关的率（如发病率、患病率、死亡率等）都与年龄密切相关，如慢性病（如心血管疾病、多数肿瘤等）的发病率随年龄增长而增高，而一些疾病（如麻疹等）的发病率随年龄增长而下降。这里，年龄就是一种混杂因素。

此时可以应用标准化的方法来处理混杂因素，即利用分层处理的理念来比较不同人口结构之间的率。标准化的方法最常用于年龄混杂，也用于性别、城乡混杂等。下面通过举例来具体了解标准化的方法。

2012 年 *Epidemiology* 一书中引用瑞典和巴拿马两个国家 1962 年的死亡率数据进行比较（表 2 - 1）。

表 2 - 1 瑞典和巴拿马 1962 年的死亡率数据

国家	死亡数	人口数	死亡率（/1 000）
瑞典	73 555	7 496 000	9.8
巴拿马	8 281	1 075 000	7.7

1962 年瑞典的死亡率确实比巴拿马更高吗？会不会因为两国人口结构不同而导致结果不准确？要得到答案，可采用标准化的方法，消除内部构成不同造成的影响，采用统一标准，对内部构成不同的各组率进行调整后再做比较。

标准化的方法有如下两种。

1. 直接法 将研究人群每一层的率应用于一个"标准人群"各层。直接法进行标准化需要已知研究人群每一层的率。如在计算瑞典死亡率时，先找到一个标准人口，然后乘以各年龄段死亡率得到各年龄段的预期死亡数，最后相加得到全年龄段预期死亡数（表 2 - 2）。

表 2 - 2 直接法标准化

年龄（岁）	瑞典			标准	
	死亡数	人口数	死亡率（/1 000）	人口数	预期死亡数
0 ~ 29	3 523	3 145 000	1.1	56 000	61.6
30 ~ 59	10 928	3 057 000	3.6	33 000	118.8
≥60	59 104	1 294 000	45.7	11 000	502.7
全年龄	73 555	7 496 000	9.8	100 000	683.1

调整后的瑞典死亡率为 683.1/100 000 = 6.8/1 000。用同样的方法计算巴拿马调整后的死亡率为 10.2/1 000，高于调整后的瑞典死亡率。

2. 间接法 将"标准人群"每一层的率应用于研究人群的各层。

如果瑞典和巴拿马拥有相同的各年龄段死亡率，那么两国预期会有多少死亡数？这里假定瑞典各年龄段死亡率为标准率，将其应用在巴拿马的人口上，计算预期死亡数（表 2-3）。

表 2-3 间接法标准化

年龄（岁）	巴拿马			标准	
	死亡数	人口数	死亡率（/1 000）	死亡率（/1 000）	预期死亡数
0~29	?	741 000	?	1.1	815.5
30~59	?	275 000	?	3.6	990.0
≥60	?	59 000	?	45.7	2 696.3
全年龄	8 281	1 075 000	7.7	—	4 501.4

在同样的各年龄段死亡率的计算下，巴拿马预期死亡数为 4 501.4，低于实际死亡数 8 281。标准化死亡比（standardized mortality ratio，SMR）= 1.84 = 184%，则巴拿马实际死亡人数比应用瑞典的各年龄段死亡率计算的预期死亡人数多 84%。

总结来说，在进行两组或多组总率对比时，如果有混杂因素存在，且其内部构成明显不同，影响总率的可比性，则需要做标准化处理。

标准化率不能真实反映某种现象的实际水平，只能表明对比资料间的相对水平；选用的"标准"不同，所得的标准化率也不同，但对比指标顺序应一致。

直接法较适合对两个人群进行对比，间接法被广泛应用于将指定人群与全人群进行对比。

2.3　Stata 疾病分布描述与图形绘制

本部分使用数据 table and graph. dta 来解释图形和进行相应的表格计算。数据中包括变量 age（年龄）、gender（性别）、maritalstatus（婚姻状况）、weight（体重）、height（身高）、hypertension（是否患有高血压）、diabetes（是否患有糖尿病）等。

1. 对于连续变量　可以通过 histogram 和 graph box 命令来展示连续变量的分布情况。

在命令窗口键入命令"histogram Age"，按回车键，Stata 软件就会弹出一个图形，即年龄的直方图（图 2－1）。从直方图可粗略看到，数据中年龄近似呈正态分布。

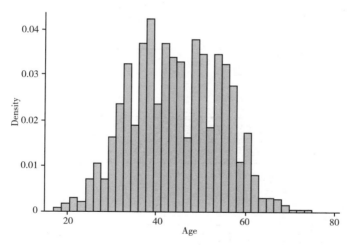

图 2－1　直方图示例

在命令窗口键入命令"graph box Age"，按回车键，Stata 软件弹出年龄的箱形图，显示了中位数及 25% 和 75% 的位置（图 2－2）。若进一步要求在图形中不显示离群值，则在命令中加入"noout"即可，即命令为"graph box Age, noout"（图 2－3）。

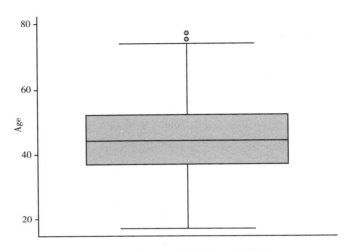

图 2 - 2　箱形图示例（显示离群值）

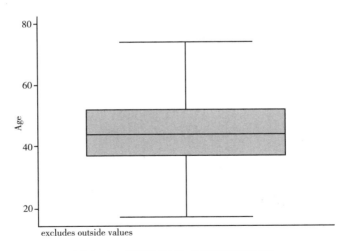

excludes outside values

图 2 - 3　箱形图示例（不显示离群值）

　　箱形图亦可进行分组绘制，所对应的分组命令为 by 和 over 两种。不同命令所对应的分组方式不同，如可以分性别作图（图 2 - 4，图 2 - 5）。

graph box Age，by（Gender）

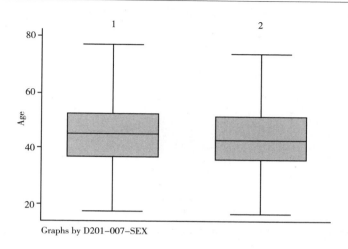

图 2 - 4　利用"**by**"绘制分组箱形图

graph box Age，over（Gender）

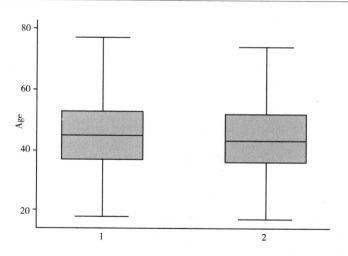

图 2 - 5　利用"**over**"绘制分组箱形图

　　画图相关的内容也可以通过 Help 来进行详细查询，如 Help 中对 gragh box 的命令和图形结构都作出了详细的说明（图 2－6）。

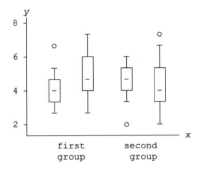

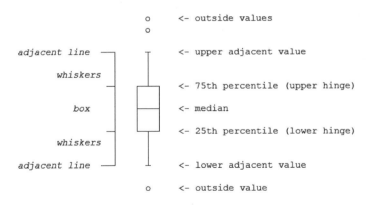

图 2－6　help 中箱形图的命令和结果讲解

　　tabstat 命令可用于进行各连续变量的统计描述。在命令窗口键入命令"tabstat"和变量名来显示一个简明统计值摘要表。命令本身默认显示的统计值为均数 mean，但其还可以显示多种简单统计值的计算结果（图 2－7）。

```
tabstat varlist [if] [in] [weight] [, options]
```

statname	Definition
mean	mean
count	count of nonmissing observations
n	same as **count**
sum	sum
max	maximum
min	minimum
range	range = **max** - **min**
sd	standard deviation
variance	variance
cv	coefficient of variation (**sd/mean**)
semean	standard error of mean (**sd/sqrt(n)**)
skewness	skewness
kurtosis	kurtosis
p1	1st percentile
p5	5th percentile
p10	10th percentile
p25	25th percentile
median	median (same as **p50**)
p50	50th percentile (same as **median**)
p75	75th percentile
p90	90th percentile
p95	95th percentile
p99	99th percentile
iqr	interquartile range = **p75** - **p25**
q	equivalent to specifying **p25 p50 p75**

图 2-7 **tabstat** 命令可计算的统计量

通常在命令中加入"stat（）"，这样就可以按照需求计算个别统计值，如只需计算数据中体重和身高的均数（mean）、标准差（sd）、中位数（p50）、测量值区间（range，最大值减最小值），示例如下：

```
. tabstat Weight, stat(mean, p50, sd, range)
```

variable	mean	p50	sd	range
Weight	73.18069	71.69922	15.70121	138.8008

```
. tabstat Height, stat(mean, p50, sd, range)
```

variable	mean	p50	sd	range
Height	168.9104	167.5977	9.621114	58.5

tabstat 命令可利用"by（）"进行分组统计描述，如分性别进行体重和身高的各统计值计算，示例如下：

> tabstat Weight，by（Gender）stat（n mean sd p50 min max）
>
> tabstat Weight Height，by（Gender）stat（n mean sd）

此外，还可应用 mean 命令进行均数计算。此命令可计算样本均数置信区间（confidence interval，CI），Stata 计算置信区间的命令为 ci。默认 95% 置信区间，如果想将置信区间改为 99%，可在命令后加上"level（99）"，示例如下：

```
. ci means Weight Height

    Variable │      Obs        Mean    Std. Err.    [95% Conf. Interval]
─────────────┼───────────────────────────────────────────────────────────
      Weight │    3,867    73.18069    .2524911     72.68566    73.67572
      Height │    3,866    168.9104    .1547371      168.607    169.2138

. ci means Weight Height, level(99)

    Variable │      Obs        Mean    Std. Err.    [99% Conf. Interval]
─────────────┼───────────────────────────────────────────────────────────
      Weight │    3,867    73.18069    .2524911     72.52999    73.83138
      Height │    3,866    168.9104    .1547371     168.5116    169.3092
```

2. 对于分类变量　计数资料统计描述一般使用率、构成比等统计指标，如本章节提到的发病率、患病率、死亡率。tabulate（简写为 tab）命令可提供 one-way/two-way 表格。

在命令窗口键入命令"tabulate Hypertension"或"tab Hypertension"，按回车键，结果窗口即可显示本数据中高血压和非高血压的人数、百分比和累积百分比，示例如下：

```
. tab Hypertension

HYPERTENSIV
  E-STATUS │     Freq.     Percent        Cum.
───────────┼──────────────────────────────────────
         0 │     2,928       75.72       75.72
         1 │       939       24.28      100.00
───────────┼──────────────────────────────────────
     Total │     3,867      100.00
```

当 tab 命令后面键入两个变量名时，即可生成四格表（two-way crosstabulation）。可以通过在后面添加 row 和 col 的补充命令来显示每行/列的百分比，示例如下：

```
. tab Gender Hypertension
```

	HYPERTENSIVE-STATUS		
SEX	0	1	Total
1	1,277	594	1,871
2	1,651	345	1,996
Total	2,928	939	3,867

```
. tab Gender Hypertension, row
```

Key
frequency
row percentage

	HYPERTENSIVE-STATUS		
SEX	0	1	Total
1	1,277	594	1,871
	68.25	31.75	100.00
2	1,651	345	1,996
	82.72	17.28	100.00
Total	2,928	939	3,867
	75.72	24.28	100.00

```
. tab Gender Hypertension, col
```

Key
frequency
column percentage

	HYPERTENSIVE-STATUS		
SEX	0	1	Total
1	1,277	594	1,871
	43.61	63.26	48.38
2	1,651	345	1,996
	56.39	36.74	51.62
Total	2,928	939	3,867
	100.00	100.00	100.00

可以通过 graph pie 命令来了解分类变量的分布情况。在命令窗口键入命令"graph pie，over（Maritalstatus）"，按回车键，Stata 会弹出婚姻状况的饼图（图 2 - 8）。

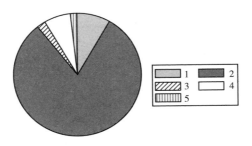

图 2 - 8　饼图示例

1. 单身；2. 已婚；3. 离异；4. 丧偶；5. 其他

3. 二维图　graph twoway 命令可用于生成一系列二维图，本部分利用 Stata 的一组汽车相关数据进行举例，可使用 sysuse auto. dta 打开数据。

（1）绘制散点图（图 2 - 9），命令如下：

```
sysuse auto. dta
graph twoway scatter mpg weight
```

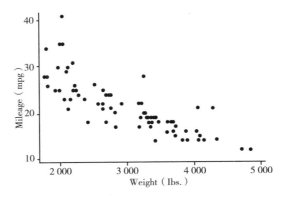

图 2 - 9　散点图示例

（2）基于数据中提供的各点，拟合直线（图2–10），命令如下：

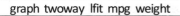

graph twoway lfit mpg weight

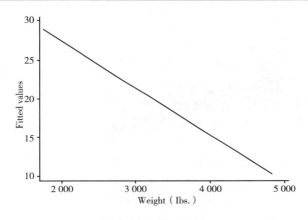

图2–10 直线图示例

（3）将上面两个图显示在一张图上（图2–11），命令如下：

twoway（scatter mpg weight）（lfit mpg weight）

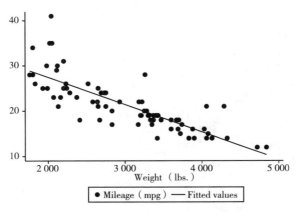

图2–11 二维图（散点＋直线）示例

（4）可在图上加入标签（在命令中加入 mlabel，把变量 make 作为标签加在散点图上）（图 2 – 12），命令如下：

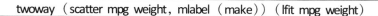

twoway（scatter mpg weight, mlabel（make））（lfit mpg weight）

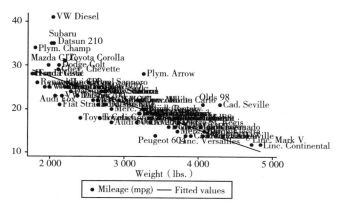

图 2 – 12　二维图（散点 + 直线 + 标签）示例

（5）二维图亦可进行分组绘制，所对应的分组命令为 by（）（图 2 – 13），命令如下：

twoway（scatter mpg weight）（lfit mpg weight），by（foreign）

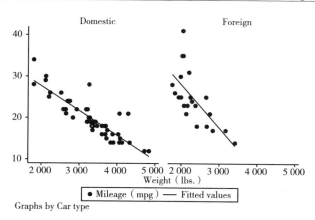

图 2 – 13　分组二维图示例

4. 标准化法　这里依旧以瑞典、巴拿马死亡率数据为例，在使用直接法计算时，需要在读取两组数据后，使用 dstdize charvar popvar stratavars［if］［in］，by（groupvars）using 进行计算。

（1）读取标准数据，具体如下：

```
use http：//www. stata-press. com/data/r13/1962
```

（2）读取两个国家的死亡数据，具体如下：

```
use http：//www. stata-press. com/data/r13/mortality，clear
```

（3）进行标准化（其中，命令中"using"后为所保存的标准数据的读取路径），具体如下：

```
dstdize deaths population age_category，by（nation）using（"C：
\....\ standardization. dta"）
```

结果表格首先分别给出了两个国家的人口数（pop）、死亡人数（cases）、各年龄组人数占总人数比例（pop dist）、各年龄死亡率（stratum rates）、标准人口年龄组构成（std），示例如下：

```
-> nation= Panama
                            ——Unadjusted——   Std.
                            Pop.   Stratum   Pop.
     Stratum      Pop.     Cases  Dist. Rate[s] Dst[P]    s*P

      0 - 29     741000     3904  0.689 0.0053  0.350  0.0018
     30 - 59     275000     1421  0.256 0.0052  0.350  0.0018
         60+      59000     2456  0.055 0.0416  0.300  0.0125

    Totals:     1075000     7781       Adjusted Cases:    17351.2
                                           Crude Rate:     0.0072
                                        Adjusted Rate:     0.0161
                         95% Conf. Interval: [0.0156,  0.0166]
```

```
-> nation= Sweden
                          ——————Unadjusted——————   Std.
                                    Pop.   Stratum   Pop.
     Stratum       Pop.     Cases   Dist.  Rate[s]   Dst[P]   s*P

      0 - 29     3145000     3523   0.420  0.0011   0.350  0.0004
     30 - 59     3057000    10928   0.408  0.0036   0.350  0.0013
        60+      1294000    59104   0.173  0.0457   0.300  0.0137

    Totals:      7496000    73555   Adjusted Cases: 115032.5
                                        Crude Rate:    0.0098
                                     Adjusted Rate:    0.0153
                        95% Conf. Interval: [0.0152, 0.0155]
```

接下来给出两国的对比［总人口数（N）、粗死亡率（crude）、标准死亡率（adj_rate）、95% 置信区间］，结果如下：

```
Summary of Study Populations:
   nation          N       Crude      Adj_Rate      Confidence Interval

   Panama      1075000    0.007238    0.016141    [  0.015645,    0.016637]
   Sweden      7496000    0.009813    0.015346    [  0.015235,    0.015457]
```

间接法的命令和使用方法与直接法类似，可以通过阅读 Stata 的帮助（Help）进行学习和练习。

第三章 流行病学中的效应测量与 Stata 流行病学表格分析

3.1 流行病学设计和相应的效应测量

流行病学研究包含实验法和观察法两类主要的研究方法（图 3 - 1）。

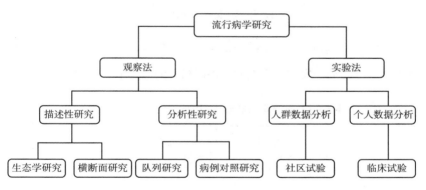

图 3 - 1 流行病学研究方法

实验法包括基于个人数据的流行病学分析（如临床试验）和基于人群数据的流行病学分析（如社区实验）。

观察法包括描述性的"横断面研究"（通过收集个体资料从而进行效应测量）和分析性的"队列研究"及"病例对照研究"。本章主要介绍"队列研究"和"病例对照研究"中的效应测量计算。

1. 队列研究 属于前瞻性研究，探索暴露与某种特定疾病之间的关系。

（1）研究设计：确定一组未患病但有患病风险（disease free and at risk）的人群，根据目前或过去某个时期是否暴露于某个待研究因素或处于不同的暴露水平而将其分成不同的组，通过随访该人群，记录各组发病数和发病时间，计算发病指标（如发病率、发病密度等），并进行比较（图 3 - 2）。

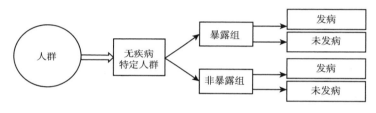

图 3 - 2　队列研究流程

（2）效应分析：比较暴露组与非暴露组的疾病发病情况，可以按照暴露、非暴露、发病、未发病，用四格表的形式来表示（表 3 - 1）。

表 3 - 1　暴露组与非暴露组的疾病发病情况四格表

	发病数	未发病数	总数
暴露	a	b	$a+b$
非暴露	c	d	$c+d$
总数	$a+c$	$b+d$	$a+b+c+d$

针对队列研究中的效应分析，可用危险度差和危险度比等指标来表示。

1）危险度差（risk difference，RD）：是指暴露组发病率与非暴露组发病率相差的绝对值，表示危险特异地归因于暴露因素的程度。危险度差的流行病学意义是指暴露人群与非暴露人群相比所增加的疾病发生数量，如果暴露因素消除，就可以减少这个数量的疾病发生。危险度差也称为归因危险度、特异危险度或超额危险度。以表 3 - 2 为例，危险度差 = 10.43 - 2.17 = 8.26 per 10 000。

表 3 - 2　暴露组与非暴露组危险度比较

项目	发病数	未发病数	总数	危险度 (/10 000)
暴露	24	22 976	23 000	10.43
非暴露	5	22 995	23 000	2.17

2）归因危险度百分比（attributable risk proportion，ARP）：是指暴露人群中的发病或死亡归因于暴露的部分占全部发病或死亡的百分比，也称归因分值（attributable fraction，AF）。根据表 3 - 2 进行计算，归因危险度百分比 = 危险度差/暴露组危险度（发病率）= 8.26/10.43 = 0.79 = 79%。

3）人群归因危险度（population attributable risk，PAR）：是指总人群发病率中归因于暴露的部分。说明暴露对具体人群的危害程度，以及消除这个因素后该人群的发病率或死亡率可能降低的程度。假设表 3 - 2 中全人群发病率为 5.0 per 10 000，人群归因危险度 = 全人群发病率 - 非暴露组发病率 = 5.0 - 2.17 = 2.83 per 10 000。人群归因危险度百分比 = 2.83/5.0 = 56%。

4）危险度比（risk ratio，RR）：是指暴露组的危险度与非暴露组的危险度之比，表明暴露组发病的危险是非暴露组的多少倍，是反映暴露与发病关联强度最有用的指标。根据表 3 - 2 计算，危险度比 = 暴露组危险度（发病率）/非暴露组危险度（发病率）= 10.43/2.17 = 4.81。

2. 病例对照研究

（1）研究设计：与队列研究不同，病例对照研究的调查方向和时间方向是相反的，即先找到病例组和对照组，通过回顾两组参与者以前的暴露与非暴露情况来进行效应分析。

（2）效应分析：比较暴露者疾病危险性是非暴露者的多少倍，通常选用比值比（odds ratio，OR）来表示。

比值（odds）是指某事物发生的可能性和不发生的可能性之比（$\frac{P}{1-P}$），根据表 3 – 3 中的数据进行计算：

表 3 – 3　暴露者疾病危险性与非暴露者疾病危险性

项目	发病数	未发病数	总数	危险度 (／10 000)
暴露	24	22 976	23 000	10. 43
非暴露	5	22 995	23 000	2. 17

暴露组患病比值 $= \dfrac{24/23\ 000}{22\ 976/23\ 000} = 24/22\ 976$

非暴露组患病比值 $= \dfrac{5/23\ 000}{22\ 995/23\ 000} = 5/22\ 995$

即：比值比 $OR = \dfrac{暴露组患病比值}{非暴露组患病比值}$

比值比 $= \dfrac{24/22\ 976}{5/22\ 995} = \dfrac{24 \times 22\ 995}{5 \times 22\ 976} = 4.8$

应用同一组数值计算发现 RR 值与 OR 值相近。对于发病率小于 5%（也有资料认为发病率小于 1%）的罕见病，可以用 OR 值近似替代 RR 值。

在科研中对于研究设计方法的选取和应用，应结合实际情况综合分析（表 3 – 4）。如对于罕见病，如果采用横断面研究或队列研究，可能在所选取的参与者范围内没有目标疾病出现或非常少见。当然可以通过扩大样本量来解决这一问题，但将加大研究的人力和财力投入。在这种情况下，可以采用病例对照研究的方法，先找到一组患病人群，再匹配出对照组，回顾性地分析他们暴露的情况有何不同。相反地，病例对照研究不适用于罕见暴露的情况；而队列研究则是在研究开始的时候就根据暴露情况来进行分组并随访的，较适用于罕见暴露的情况。同时，由于研究设计的特点，队列研究可进行多结果分析，如通过随访肥胖和非肥胖人群，在随访时间足够充裕的情况下，可以研究肥胖后续与高血压、糖尿病、阿尔茨海默病等多种疾病的关系；而病例对照研究则可以让患病组和非患病组回顾之前的多种暴露，来研究饮酒、吸烟、饮食等多种因素与高血压的关系；横断面研究因为是横截面的调查，因此可分析多种结果和多种暴露。

表 3 – 4　研究设计的选择

项目	横断面	病例对照	队列
罕见疾病	-	+ + + + +	+
罕见暴露	-	-	+ + + + +
多结果	+ +	-	+ + +
多暴露	+ +	+ + + +	+ +

3.2　Stata 中的流行病学表格分析

流行病学数据经常以列联表的形式呈现。对于流行病学分析来说，"行"包含了 case 和 noncase 的信息，case 和 noncase 指研究中的结局或结果，如一个数据中 case 若是肿瘤患者，noncase 则是非肿瘤患者，"列"包含了 exposure（暴露）的信息，如疾病的某个危险因素（图 3 – 3）。

	Exposed	Unexposed	Total
Cases	a	b	$a+b$
Noncases	c	d	$c+d$
Total	$a+c$	$b+d$	$a+b+c+d$

图 3 - 3　流行病学数据形式示例

1. 队列研究　本部分借用 Stata 系统数据 "csxpml" 进行举例。此数据根据母乳中抗脂多糖抗体效价, 对 30 名感染 O1 型霍乱弧菌的母乳喂养婴儿进行了为期 10 天的随访, 获得了婴儿腹泻的数据 (图 3 - 4)。

	Antibody level	
	High	Low
Diarrhea	7	12
No diarrhea	9	2

图 3 - 4　婴儿腹泻四格表数据形式示例

读取数据:

```
webuse csxmpl
```

其在 Stata 中的数据形式, 如图 3 - 5 所示。

	case	exp	pop
1	1	1	7
2	1	0	12
3	0	1	9
4	0	0	2

图 3 - 5　婴儿腹泻数据在 Stata 中的记录形式示例

可以直接利用 "cs" 命令进行此数据流行病学表格分析。"cs" 命令是 Stata 中流行病学分析针对队列研究的命令, 其命令形式为: cs var_case var_exposed (先写结局变量, 再写暴露变量)。也可以通过菜单找到窗口进行操作, 具体路径为 Statistics—Epidemiology and related—Table for epidemiologists—Cohorts study risk-ratio ets。在这个数据中, 代表频数的变量名为 "pop", 则命令可写为:

```
. webuse csxmpl

. cs case exp [freq= pop]
```

	exp Exposed	Unexposed	Total
Cases	7	12	19
Noncases	9	2	11
Total	16	14	30
Risk	.4375	.8571429	.6333333

	Point estimate	[95% Conf. Interval]	
Risk difference	-.4196429	-.7240828	-.1152029
Risk ratio	.5104167	.2814332	.9257086
Prev. frac. ex.	.4895833	.0742914	.7185668
Prev. frac. pop	.2611111		

chi2(1) =　5.66　Pr>chi2 = 0.0173

可以看到，运行命令后，结果部分中，上半部分为流行病学表格数据（四格表），下半部分为效应指标的计算。Stata 根据数据直接计算了危险度差、危险度比、归因危险度百分比和人群归因危险度百分比。

如果数据不是以频数呈现，而是个体观测值数据，即一行观测值代表一个患者的数据，那么数据形式将包含 30 行观测值。在这种情况下直接使用命令 cs case exp 即可，不需再添加中括号和其中的内容。如某研究者随访研究超重和剖腹产的关系，数据形式如图 3 - 6

	caesar	ht	wt	bmi	iol	prevag
1	no	160	59	23	no	no
2	no	165	55.099998	20.200001	no	yes
3	no	158	69.900002	28	no	no
4	no	154.94	50.799999	21.200001	no	yes
5	no	161.28999	64.800003	24.9	no	yes
6	no	157.48	55.200001	22.299999	no	no
7	no	139.7	49.299999	25.299999	no	yes
8	no	158	49.200001	19.700001	no	yes
9	no	154.94	53.200001	22.200001	no	yes
10	no	157.48	76.800003	31	yes	no
11	no	157.48	88	35.5	no	yes

图 3 - 6　超重和剖腹产的关系随访研究数据形式示例

所示，此研究包含 840 行数据，6 个变量，其中 caesar 代表是否行剖腹产，bmi 为体质指数 BMI。

首先，可以通过 bmi 生成所需要的是否超重的变量 overweight。以 bmi = 25 为分界线，若变量 bmi > 25 则归为超重（overweight = 1），否则为不超重（overweight = 0）。命令可写为：

```
. tab caesar

caesarian
   section |      Freq.     Percent        Cum.

        no |        701       83.45       83.45
       yes |        139       16.55      100.00

     Total |        840      100.00

. gen overweight=1 if bmi>25
(487 missing values generated)

. replace overweight=0 if overweight==.
(487 real changes made)
```

之后可以利用命令 cs 进行流行病学表格计算：

```
. cs caesar overweight

                 |  overweight
                 | Exposed   Unexposed  |     Total

           Cases |      70         69   |       139
        Noncases |     283        418   |       701

           Total |     353        487   |       840

            Risk | .1983003   .1416838  |  .1654762

                 |  Point estimate      |  [95% Conf. Interval]

 Risk difference |     .0566165         |    .0047581   .1084749
      Risk ratio |     1.399598         |    1.033789   1.894848
   Attr. frac. ex. |   .2855089         |     .032685   .4722531
   Attr. frac. pop |   .1437815         |

                        chi2(1) =    4.75  Pr>chi2 = 0.0293
```

结果中计算了"暴露"与"非暴露"的危险度，同时给出了危险度差、危险度比、归因危险度百分比和人群归因危险度百分比。可以利用危险度手动验证各指标，加深对指标含义的理解，计算如下：

危险度差 = 0. 1983003 – 0. 1416838

危险度比 = 0. 1983003/0. 1416838

归因危险度百分比 = 0. 566155/0. 1983003

人群归因危险度百分比 = （0. 1654762 – 0. 1416838）/0. 1654762

2. 病例对照研究　Stata 中针对流行病学分析中病例对照研究的命令为"cc"。其命令格式为 cc var_case var_exposed（先写结局变量，再写暴露变量）。也可以通过菜单找到窗口进行操作，具体路径为 Statistics—Epidemiology and related—Table for epidemiologists—Case-control odds ratios。

本部分将借助婴儿患先天性心脏病与母亲孕早期服用某药物的病例对照研究数据进行分析，尝试评价其关联性。

读取数据后，了解到数据中母亲孕早期服用某药物且婴儿患先天性心脏病者共 4 人，母亲孕早期未服用此药物且婴儿患先天性心脏病者共 386 人，母亲孕早期服用此药物且婴儿未患先天性心脏病者共 4 人，母亲孕早期未服用此药物且婴儿未患先天性心脏病者共 1 250 人，Stata 数据展示如下：

```
. webuse ccxmpl

. list
```

	case	exposed	pop
1.	1	1	4
2.	1	0	386
3.	0	1	4
4.	0	0	1250

针对此类数据，需要在命令中明确哪一个变量为频数，之后 Stata 即可进行病例对照分析。同样地，本数据中代表频数的变量名为"pop"，则命令可写为：

```
. cc case exposed [freq=pop]
                                                            Proportion
                    Exposed    Unexposed       Total         Exposed

        Cases          4           386           390         0.0103
     Controls          4          1250          1254         0.0032

        Total          8          1636          1644         0.0049

                    Point estimate          [95% Conf. Interval]

   Odds ratio         3.238342              .5997233     17.45614  (exact)
Attr. frac. ex.         .6912             -.6674356      .9427136  (exact)
Attr. frac. pop       .0070892

                           chi2(1) =       3.07   Pr>chi2 = 0.0799
```

按回车键，后可以看到，结果部分的呈现与"cs"命令的结果很相似，即上半部分为流行病学表格，下半部分为效应指标计算 *OR* 值。

当然，如果只知道某个研究所对应的四格表数据，也可以通过"cci"命令进行分析：

```
. cci 4 386 4 1250
                                                            Proportion
                    Exposed    Unexposed       Total         Exposed

        Cases          4           386           390         0.0103
     Controls          4          1250          1254         0.0032

        Total          8          1636          1644         0.0049

                    Point estimate          [95% Conf. Interval]

   Odds ratio         3.238342              .5997233     17.45614  (exact)
Attr. frac. ex.         .6912             -.6674356      .9427136  (exact)
Attr. frac. pop       .0070892

                           chi2(1) =       3.07   Pr>chi2 = 0.0799
```

第四章　Stata 中的假设检验

　　在进行流行病学相关论文或报告的阅读和写作时，需要在"结果"部分呈现由浅入深的流行病学描述和分析。例如，先进行数据的描述，如人群的年龄平均值、最大值、最小值或每个年龄组的构成等，简单对数据进行介绍；随后可以计算并展现疾病组和非疾病组的分布情况，如两组在性别、年龄、受教育程度上有所不同；还可以进一步分析影响因素，分析某一个或多个因素对结局的影响或之间的相关性；此外，还可进行预测模型的拟合，通过危险因素的组合建立疾病预测模型等。

　　关于数据的描述，在第二章已经进行了讲解；本章将主要介绍 Stata 中计量资料和计数资料的假设检验。

　　假设检验应根据不同的数据类型而应用不同的方法进行。对于计量资料（如年龄值、血压值、身高、体重等），首先确定数据是否为正态分布，这一步可以使用前面介绍的直方图来粗略观察，也可以使用 Q-Q 图来进行判断。对于正态分布的数据采用参数检验，包括 t 检验和方差分析；对于非正态分布的数据采用非参数检验，如秩和检验。对于计数资料（如性别、年龄组、疾病史等），应用卡方检验来判断两组的分布是否存在显著差异（图 4 -1）。

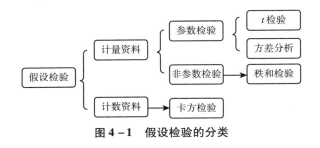

图 4-1　假设检验的分类

4.1　t 检验

t 检验即应用 t 分布的特征，将 t 值作为检验的统计量来进行的检验。常用的类型包括样本均数与总体均数比较、成组设计两样本均数比较、配对设计两样本均数比较。

1. 样本均数与总体均数比较（one-sample t test）　此处以 Stata 自带的系统数据——1978 年汽车指标相关数据（包括产地、车名、行使里程、重量等变量）为例（图 4-2），已知总体汽车行驶里程（mpg）为 20 英里，那么此样本与总体是否相同？

	make	price	mpg	rep78	headroom	trunk	weight	length	turn	displacement	gear_ratio	foreign
1	AMC Concord	4,099	22	3	2.5	11	2,930	186	40	121	3.58	Domestic
2	AMC Pacer	4,749	17	3	3.0	11	3,350	173	40	258	2.53	Domestic
3	AMC Spirit	3,799	22	.	3.0	12	2,640	168	35	121	3.08	Domestic
4	Buick Century	4,816	20	3	4.5	16	3,250	196	40	196	2.93	Domestic
5	Buick Electra	7,827	15	4	4.0	20	4,080	222	43	350	2.41	Domestic
6	Buick LeSabre	5,788	18	3	4.0	21	3,670	218	43	231	2.73	Domestic
7	Buick Opel	4,453	26	.	3.0	10	2,230	170	34	304	2.87	Domestic
8	Buick Regal	5,189	20	3	2.0	16	3,280	200	42	196	2.93	Domestic
9	Buick Riviera	10,372	16	3	3.5	17	3,880	207	43	231	2.93	Domestic
10	Buick Skylark	4,082	19	3	3.5	13	3,400	200	42	231	3.08	Domestic
11	Cad. Deville	11,385	14	3	4.0	20	4,330	221	44	425	2.28	Domestic
12	Cad. Eldorado	14,500	14	2	3.5	16	3,900	204	43	350	2.19	Domestic
13	Cad. Seville	15,906	21	3	3.0	13	4,290	204	45	350	2.24	Domestic
14	Chev. Chevette	3,299	29	3	2.5	9	2,110	163	34	231	2.93	Domestic
15	Chev. Impala	5,705	16	4	4.0	20	3,690	212	43	250	2.56	Domestic
16	Chev. Malibu	4,504	22	3	3.5	17	3,180	193	31	200	2.73	Domestic
17	Chev. Monte Carlo	5,104	22	2	2.0	16	3,220	200	41	200	2.73	Domestic
18	Chev. Monza	3,667	24	2	2.0	7	2,750	179	40	151	2.73	Domestic
19	Chev. Nova	3,955	19	3	3.5	13	3,430	197	43	250	2.56	Domestic
20	Dodge Colt	3,984	30	5	2.0	8	2,120	163	35	98	3.54	Domestic
21	Dodge Diplomat	4,010	18	2	4.0	17	3,600	206	46	318	2.47	Domestic
22	Dodge Magnum	5,886	16	2	4.0	17	3,600	206	46	318	2.47	Domestic
23	Dodge St. Regis	6,342	17	2	4.5	21	3,740	220	46	225	2.94	Domestic
24	Ford Fiesta	4,389	28	4	1.5	9	1,800	147	33	98	3.15	Domestic
25	Ford Mustang	4,187	21	3	2.0	10	2,650	179	43	140	3.08	Domestic
26	Linc. Continental	11,497	12	3	3.5	22	4,840	233	51	400	2.47	Domestic
27	Linc. Mark V	13,594	12	3	2.5	18	4,720	230	48	400	2.47	Domestic

图 4-2　Stata 中美国 1978 年汽车指标相关数据

Stata 中 t 检验的命令为 ttest，其中 one-sample t test 对应的具体命令写法为 ttest varname（变量名）==#。其中，== 表示判断样本中的这个变量与总体是否相同，#表示已知的总体的数值。针对图 4 - 2 中的数据处理，首先从 Stata 的内置数据库中读取数据，然后键入 t 检验命令，按回车键，即可得到相应的结果，具体命令如下：

```
. sysuse auto
(1978 Automobile Data)

. ttest mpg==20

One-sample t test

 Variable |     Obs        Mean    Std. Err.   Std. Dev.   [95% Conf. Interval]
----------+------------------------------------------------------------------
      mpg |      74     21.2973    .6725511    5.785503    19.9569    22.63769
------------------------------------------------------------------------------
    mean = mean(mpg)                                           t =   1.9289
Ho: mean = 20                                 degrees of freedom =       73

   Ha: mean < 20               Ha: mean != 20                Ha: mean > 20
 Pr(T < t) = 0.9712        Pr(|T| > |t|) = 0.0576        Pr(T > t) = 0.0288
```

结果的上半部分为统计描述，包括样本量、均值、均值标准误、标准差、95% 置信区间；下半部分为假设检验的结果，包括无效假设和自由度、备择假设和对应的 P 值。

2. 成组设计两样本均数比较（two-sample t test） 在研究中，可以通过比较两个随机抽取的独立样本，来推断这两个样本的总体均数是否相同。这两个独立样本的例数可以相同，也可以不同。例如，某研究比较城市 v1 与城市 v2 的 6 岁女孩身高是否相同，研究人员分别从两个总体里各抽取 10 名女孩，测得身高数据（表 4 - 1）。

表 4 - 1　城市 v1 与城市 v2 6 岁女孩身高数据（cm）

v1	110	123	109	130	125	120	119	118	115	121
v2	108	112	129	131	118	121	115	110	124	120

对于后续的 t 检验计算，根据数据形式的不同，在命令书写上有所差异。在实际数据分析中，此类数据可能是长型数据，也可能是宽型数据。

长型数据中，两组女孩的身高均保存在同一变量 v 中，而用另一个变量（如 group 1 或 group 2）来区分组别，如图 4-3 所示。对于长型数据，对应的 two-sample t test 命令为：

ttest varname，by（group）

	v	group
1	110	1
2	123	1
3	109	1
4	130	1
5	125	1
6	120	1
7	119	1
8	118	1
9	115	1
10	121	1
11	108	2
12	112	2
13	129	2
14	131	2
15	118	2
16	121	2
17	115	2
18	110	2
19	124	2
20	120	2

图 4-3　长型数据示例

计算结果如下：

```
. ttest v, by(group)

Two-sample t test with equal variances
```

Group	Obs	Mean	Std. Err.	Std. Dev.	[95% Conf. Interval]	
1	10	119	2.043961	6.463573	114.3762	123.6238
2	10	118.8	2.453116	7.757434	113.2507	124.3493
combined	20	118.9	1.554112	6.950199	115.6472	122.1528
diff		.2	3.193048		-6.508345	6.908345

```
    diff = mean(1) - mean(2)                              t =    0.0626
Ho: diff = 0                            degrees of freedom =      18

    Ha: diff < 0                Ha: diff != 0                Ha: diff > 0
 Pr(T < t) = 0.5246       Pr(|T| > |t|) = 0.9507       Pr(T > t) = 0.4754
```

宽型数据中，两组女孩的身高分别保存在变量 v1 和 v2 中，如图 4 - 4 所示。对于宽型数据，对应的 two-sample t test 命令为：

> ttest varname1 == varname2，unpaired

须注意，命令中 upaired 为必选项，否则 Stata 将做配对检验。

	v1	v2
1	110	108
2	123	112
3	109	129
4	130	131
5	125	118
6	120	121
7	119	115
8	118	110
9	115	124
10	121	120

图 4 - 4　宽型数据示例

计算结果如下：

```
. ttest v1==v2, unpaired

Two-sample t test with equal variances

Variable │    Obs       Mean    Std. Err.   Std. Dev.   [95% Conf. Interval]
─────────┼───────────────────────────────────────────────────────────────────
      v1 │     10        119    2.043961    6.463573    114.3762    123.6238
      v2 │     10      118.8    2.453116    7.757434    113.2507    124.3493
─────────┼───────────────────────────────────────────────────────────────────
combined │     20      118.9    1.554112    6.950199    115.6472    122.1528
─────────┼───────────────────────────────────────────────────────────────────
    diff │                 .2   3.193048               -6.508345    6.908345
─────────┴───────────────────────────────────────────────────────────────────
    diff = mean(v1) - mean(v2)                              t =    0.0626
Ho: diff = 0                              degrees of freedom =        18

    Ha: diff < 0                  Ha: diff != 0                  Ha: diff > 0
Pr(T < t) = 0.5246         Pr(|T| > |t|) = 0.9507         Pr(T > t) = 0.4754
```

3. 配对设计两样本均数比较（paired *t* test） 研究中常出现配对设计，如同一受试者两个部位，同一样品用两种方法测量同一指标，同一受试对象处理前后，配对的两受试对象分别接受两种处理等。下面以医生用同一降压药治疗 10 位高血压患者，每位患者治疗前后的舒张压为例进行介绍（表 4 – 2）。

表 4 – 2　10 位高血压患者治疗前后的舒张压（mmHg）

| 治疗前 var1 | 120 | 127 | 141 | 107 | 110 | 114 | 115 | 138 | 127 | 122 |
| 治疗后 var2 | 123 | 108 | 120 | 107 | 100 | 98 | 102 | 152 | 104 | 107 |

paired *t* test 对应的命令为：

```
ttest varname1 == varname2
```

分析结果如下：

```
. ttest var1==var2

Paired t test

Variable │    Obs       Mean    Std. Err.   Std. Dev.   [95% Conf. Interval]
─────────┼───────────────────────────────────────────────────────────────────
    var1 │     10      122.1    3.579106    11.31813    114.0035    130.1965
    var2 │     10      112.1    5.115228    16.17577    100.5286    123.6714
─────────┼───────────────────────────────────────────────────────────────────
    diff │     10         10    3.780065    11.95361      1.4489     18.5511
─────────┴───────────────────────────────────────────────────────────────────
    mean(diff) = mean(var1 - var2)                          t =    2.6455
Ho: mean(diff) = 0                        degrees of freedom =         9

Ha: mean(diff) < 0             Ha: mean(diff) != 0             Ha: mean(diff) > 0
Pr(T < t) = 0.9867         Pr(|T| > |t|) = 0.0267         Pr(T > t) = 0.0133
```

4.2　方差分析

t 检验应用于两组数据之间的比较，当需要比较三组或三组以上数据时，应使用方差分析（F 检验）。Stata 中方差分析所使用的命令为：

```
oneway responose_var factor_var
```

本部分通过调取 Stata 的网络数据"apple"进行举例说明（图 4 - 5）。其中苹果的重量"weight"对应命令中的"response_var"，变量"treatment"对应命令中的"factor_var"，在本研究中一共分为 4 组。

	treatment	weight
1	1	117.5
2	1	113.8
3	1	104.4
4	2	48.9
5	2	50.4
6	2	58.9
7	3	70.4
8	3	86.9
9	4	87.7
10	4	67.3

图 4 - 5　苹果重量数据

在键入相应的命令，按回车键后，结果窗口直接呈现方差分析表。通过读取表中的 P 值可以看到 $P = 0.0013$，说明各组间均值不相同。具体示例如下：

```
. webuse apple
(Apple trees)

. oneway weight treatment

                      Analysis of Variance
    Source              SS         df        MS          F      Prob > F
Between groups      5295.54433      3     1765.18144    21.46    0.0013
Within groups       493.591667      6     82.2652778

    Total           5789.136        9     643.237333

Bartlett's test for equal variances:  chi2(3) =   1.3900  Prob>chi2 = 0.708
```

在发现各组间均值不同后，也可以进一步要求 Stata 进行两两比较，只需要在命令后加上 bonferroni/scheffe/sidak，这些命令分别代表不同的两两比较的方法，具体示例如下。每个方法的意义可在统计学相关书箱中进行查阅（图4-6）。

```
Syntax

    oneway response_var factor_var [if] [in] [weight] [, options]

    options          Description

Main
    bonferroni       Bonferroni multiple-comparison test
    scheffe          Scheffe multiple-comparison test
    sidak            Sidak multiple-comparison test
    tabulate         produce summary table
```

图4-6　Help 中关于方差分析后两两比较的选项

如选用 scheffe，则结果如下：

```
. oneway weight treatment, scheffe

                        Analysis of Variance
    Source            SS          df       MS              F     Prob > F

Between groups     5295.54433      3    1765.18144       21.46    0.0013
Within groups      493.591667      6    82.2652778

    Total          5789.136        9    643.237333

Bartlett's test for equal variances:  chi2(3) =   1.3900  Prob>chi2 = 0.708

              Comparison of Average weight in grams by Fertilizer
                                   (Scheffe)
Row Mean-|
Col Mean |        1             2             3

       2 |   -59.1667
         |    0.001

       3 |    -33.25       25.9167
         |    0.039        0.101

       4 |    -34.4        24.7667        -1.15
         |    0.034        0.118         0.999
```

4.3　非参数检验

当无法合理假设一个总体具有某种特定的分布形式时，则无法使用参数统计方法，这时可以选用非参数检验。非参数检验不受总体分布的限制，适用面广，并具有以下优点：①具有稳健性；②对数据要求不严格，对数据测量尺度无约束；③适用于小样本、无分布样本等。

这里主要介绍使用 Wilcoxon 符号秩和检验（假定随机变量 $D = X_1 - X_2$ 分布的中位数为 0）进行非参数检验分析，包括配对样本和两独立样本。

1. 两配对样本的非参数检验　针对两配对样本 Wilcoxon 符号秩和检验在 Stata 中对应的命令为 signrank。通过读取 Stata 网络数据 fuel 进行命令和结果的举例：

```
. webuse fuel

. signrank mpg1= mpg2

Wilcoxon signed-rank test

        sign |       obs    sum ranks     expected
    positive |         3         13.5         38.5
    negative |         8         63.5         38.5
        zero |         1            1            1

         all |        12           78           78

unadjusted variance        162.50
adjustment for ties         -1.63
adjustment for zeros        -0.25
                          _____
adjusted variance          160.63

Ho: mpg1 = mpg2
           z =  -1.973
    Prob > |z| =   0.0485
```

根据计算结果，拒绝无效假设，接受备择假设，即认为差值的中位数不等于 0。

2. 两独立样本的非参数检验　针对两独立样本，Wilcoxon 符号秩和检验在 Stata 中对应的命令为 signsum varname，by（groupvar）。通过读取 Stata 网络数据 fuel2 进行命令和结果的举例。与 fuel 数据不同，fuel2 为长型数据，通过命令中的 by（groupvar）来区分组别，其计算结果如下：

```
. webuse fuel2

. ranksum mpg, by(treat)
```

Two-sample Wilcoxon rank-sum (Mann-Whitney) test

treat	obs	rank sum	expected
untreated	12	128	150
treated	12	172	150
combined	24	300	300

```
unadjusted variance       300.00
adjustment for ties        -4.04
                         ----------
adjusted variance         295.96

Ho: mpg(treat==untreated) = mpg(treat==treated)
            z =  -1.279
   Prob > |z| =   0.2010
```

4.4 卡方检验

对于计数资料的比较，可以应用卡方检验来进行假设检验。Stata 中卡方检验的命令非常简单，只需要在第二章所讲的四格表"tab"命名的基础上，加上"chi"即可：

```
tab var1 var2, chi
```

继续使用第二章的 table & graph 数据进行本部分的举例，对于数据中高血压或糖尿病的患病是否存在性别上的分布差异进行分析，示例如下：

. **tab Gender Hypertension, chi**

SEX	HYPERTENSIVE-STATUS 0	1	Total
1	1,277	594	1,871
2	1,651	345	1,996
Total	2,928	939	3,867

Pearson chi2(1) = 109.8748   Pr = 0.000

. **tab Gender Diabetes, chi**

SEX	DIABETES-MELLITUS 0	1	Total
1	1,824	46	1,870
2	1,970	25	1,995
Total	3,794	71	3,865

Pearson chi2(1) =   7.7951   Pr = 0.005

结果显示，P 值均小于 0.05，说明基于本数据高血压和糖尿病在不同性别中的分布均存在统计学差异。

在只知道四格表中的具体数值而没有原始数据的情况下，也可以利用 Stata 进行卡方检验。对应的命令为：

---

    tabi #11 #12 \ #21 #22，chi

在这个命令中，需要按行将数值键入，行之间由 " \ " 隔开：

. **tabi 69 37\ 30 46, chi**

row	col 1	2	Total
1	69	37	106
2	30	46	76
Total	99	83	182

Pearson chi2(1) =   11.7127   Pr = 0.001

第五章 Stata 中的相关与线性回归

上一章介绍了文章撰写中所涉及的假设检验，本章将进一步介绍流行病学文章中的"影响因素"分析，如某一因素对结局（如某种疾病的发病）的影响作用。首先介绍影响因素分析中的相关及线性回归在 Stata 中如何进行。

5.1 相关

通过相关性分析，主要可以得到两个因素的关系是否接近线性。相关（correlation）可以分析两变量间的共变关系，如有无共变、关联的方向、关联的强度等。表 5 - 1 列出了 41 名饮酒者的肌肉力量（muscle strength）、身高（height）及年龄（age）。首先来看一下肌肉力量和身高的关系。通常可以利用散点图首先进行直观的观察，如图 5 - 1 所示，在直角坐标系中把每对（X_i，Y_i）值所代表的点描绘出来，直观反映两个变量 X、Y 之间的关系。这里需要明确，相关关系是双向的，不区分自变量和因变量。从图 5 - 1 可以较为直接地看出，身高较高的男性肌肉力量大于较矮者；也可以从另一个角度来看，这组数据中强壮的男性通常比虚弱的男性高。

表 5-1　41 名饮酒者的肌肉力量、身高及年龄

Height (cm)	Quadriceps muscle strength (N)	Age (years)	Height (cm)	Quadriceps muscle strength (N)	Age (years)
155	196	55	172	147	32
159	196	62	173	441	39
159	216	53	173	343	28
160	392	32	173	441	40
160	98	58	173	294	53
161	387	39	175	304	27
162	270	47	175	404	28
162	216	61	175	402	34
166	466	24	175	392	53
167	294	50	175	196	37
167	491	35	176	368	51
168	137	65	177	441	49
168	343	41	177	368	48
168	74	65	177	412	32
170	304	55	178	392	49
171	294	47	178	540	41
172	294	31	178	417	42
172	343	38	178	324	55
172	147	31	179	270	32
172	319	39	180	368	34
172	466	53			

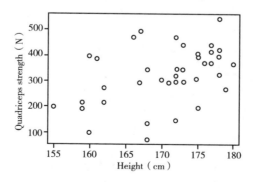

图 5-1　饮酒者的肌肉力量和身高的关系

相关系数 r 表示变量 Y 与 X 线性关系的密切程度。$r > 0$ 表示两变量变化一致（同增同减），为直线正相关；$r < 0$ 表示两变量变化相反（你增我减），为直线负相关；$r = 0$ 表示两变量无直线相关。相关系数 r 是无量纲的，其取值范围为 $-1 \leqslant r \leqslant 1$，其中 $|r|$ 越接近 1，相关性越好，当 $|r| = 1$ 时，即所有点都在一条直线上，这种情况下可以利用 X 值直接计算出 Y 值（图 5 - 2）。

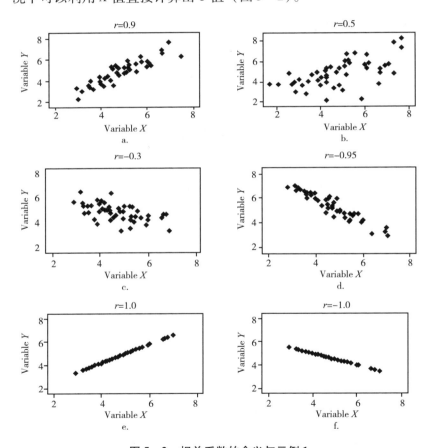

图 5 - 2 相关系数的含义与示例 1

a. b. 为正相关；c. d. 为负相关；e. f. 为 $|r| = 1$

当 $r = 0$ 时，两变量间不存在线性关系，但它们之间可能存在其他形式的非线性关系，见图 5 – 3。

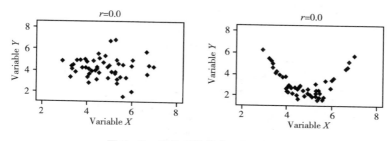

图 5 – 3　相关系数的含义与示例 2

一般情况下，可以大体按照相关系数 r 的取值来划分关联强度（表 5 – 2）。

表 5 – 2　相关系数与关联强度

r 值	强度
> 0. 8	非常高（强）相关
0. 6 ~ 0. 8	高度（强）相关
0. 4 ~ 0. 6	中等相关
0. 2 ~ 0. 4	低（弱）相关
< 0. 2	非常低（弱）相关

在对具体的数据进行相关性分析研究时，可以先做原始数据的散点图来观察其线性关系、异常点、是否正态分布。同时需要注意，在做相关性分析时，两个变量的地位是平等的，所揭示的可能仅是一种统计学上的关联性，不一定是因果联系。

在 Stata 中做相关性分析时，如果两个随机变量均呈正态分布，则计算 Pearson 相关系数。依旧使用本章开始时所举的例子，研究 41 名饮酒者的肌肉力量和身高的关系。首先可以进行散点图的绘制来对数据进行直观的观察（图 5 - 4）。散点图的绘制在第二章已经进行了介绍，所使用的命令为 graph twoway 中的 scatter。

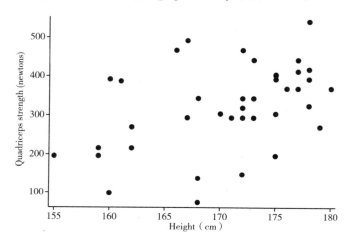

图 5 - 4　饮酒者的肌肉力量和身高的散点图

Stata 中 Pearson 相关所使用的命令为 correlate，具体示例如下：

. list

	age	height	strong
1.	55	155	196
2.	53	159	216
3.	62	159	196
4.	32	160	392
5.	58	160	98
6.	39	161	387
7.	61	162	216
8.	47	162	270
9.	24	166	466
10.	50	167	294
11.	35	167	491
12.	65	168	137

```
. correlate strong height
(obs=41)
```

	strong	height
strong	1.0000	
height	0.4193	1.0000

结果显示相关系数 $r = 0.42$，即肌肉力量和身高为中等强度的正相关。

可以再进一步分析肌肉力量与年龄之间的关系，结果显示相关系数 $r = -0.42$，即肌肉力量和年龄为中等强度的负相关，具体示例如下：

```
. correlate strong age
(obs=41)
```

	strong	age
strong	1.0000	
age	-0.4169	1.0000

当双变量正态分布要求不能满足时，则计算 Spearman 相关系数，即将两变量分别从小到大排序编秩，根据秩次计算相关系数。Spearman 秩相关在 Stata 中使用的命令为 spearman，可同时对两个或多个变量进行相关性分析，具体示例如下：

```
. webuse states2
(State data)

. spearman mrgrate divorce_rate medage
(obs=50)
```

	mrgrate	divorc~e	medage
mrgrate	1.0000		
divorce_rate	0.6933	1.0000	
medage	-0.4869	-0.2455	1.0000

5.2　线性回归

继续使用本章开始时所举的 41 名饮酒者的例子。与相关分析有所不同，回归不只是研究肌肉力量和身高的关系，它可以用来研究通过所观察到的身高如何"预测"肌肉力量。所以线性回归（linear regression）是用直线方程模型近似地表达两个变量间的依存关系。

通常可以在散点图上画出一条直线来展示自变量和因变量之间的关系。当然，在散点图上可以画出多条近似的直线来表示其依存关系，线性回归是利用最小二乘法来确定要找到的那条直线（图 5 - 5）。

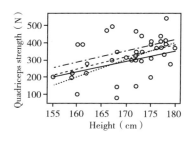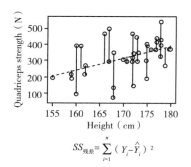

$$SS_{残差} = \sum_{i=1}^{n} (Y_i - \hat{Y}_i)^2$$

图 5 - 5　最小二乘法与线性回归

当想要通过线性回归进行变量预测时，首先需要确定用哪个变量来预测哪个变量。在前面的例子中，想通过身高（height）预测肌肉力量（stong），那么肌肉力量为因变量（Y），身高为自变量（X）。其线性关系应表示为：

strong = intercept + slope × height

Stata 中线性回归所使用的命令为 regress depvar indepvars，在命令 regress 后先写因变量（方程中的 Y），再写自变量（方程中的 X），具体示例如下：

```
. regress strong height
```

Source	SS	df	MS			
				Number of obs	=	41
				F(1, 39)	=	8.32
Model	88510.5617	1	88510.5617	Prob > F	=	0.0064
Residual	414833.829	39	10636.7648	R-squared	=	0.1758
				Adj R-squared	=	0.1547
Total	503344.39	40	12583.6098	Root MSE	=	103.13

strong	Coef.	Std. Err.	t	P>|t|	[95% Conf. Interval]	
height	7.202808	2.496945	2.88	0.006	2.152259	12.25336
_cons	-907.6257	426.6119	-2.13	0.040	-1770.53	-44.72164

结果中，第一部分为方差分析：左侧为方差和均差等的描述，右侧为对应的检验结果。其中，R-squared（即 R^2）为决定系数；第二部分包含了回归系数（regression coefficient）、P 值及置信区间 95% CI。

先重点解读第二部分。其中的截距（intercept）（-908）和斜率（slope）（7.20）是回归方程中的两个主要部分。其中斜率，即自变量身高（height）所对应的数值 7.20，为回归系数，表示自变量改变一个单位，因变量对应的平均改变量（图 5-6）。

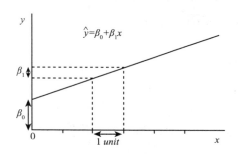

图 5-6　回归系数的含义

与相关系数不同，回归系数是有单位的，且回归系数可以取任意值。这里斜率的单位为 newtons/cm，取值 7.20；截距的单位为 newtons，取值 -908。所以完整的回归方程可以描述为：

strength in newton = -908 newtons + 7.20 newtons per cm × height in cm

再回到结果的第一部分，第一部分右侧的一些结果可以作为衡量回归方程的标准：

R^2 为决定系数，表示 Y 方差中由直线回归解释的比例；Y 总变异中由 X 解释的比例。$R^2 = 1$，则 Y 的所有变异都能由 X 的变异所解释，即所有数据都落在直线上；$R^2 = 0$，则 X 的数值不能提供预测 Y 的任何信息，即 Y 的变异与 X 值无关。

校正复相关系数是衡量预测模型优劣的重要指标之一，当有统计学意义的变量进入模型时，校正复相关系数增加；而无统计学意义的变量进入模型时，校正复相关系数减少。

标准误均方根（Root MSE），反映回归模型的估计精度，是残差的标准差。一般随模型中自变量的增加而减少。

除了以上直接展示的结果外，也可以把 regress 看作一组命令。例如，除在回归方程计算斜率和截距外，还想得到每一个观测值的线性预测值、残差、标准差等结果，这些不用手动计算，只需要在完成 regress 命令分析后，进一步使用 predict 命令来进行相关的预测值计算，所包含的预测内容如下（图 5 – 7）。

Syntax for predict

```
    predict [type] newvar [if] [in] [, statistic]

    statistic              Description

Main
    xb                     linear prediction; the default
    residuals              residuals
    score                  score; equivalent to residuals
    rstandard              standardized residuals
    rstudent               Studentized (jackknifed) residuals
    cooksd                 Cook's distance
    leverage | hat         leverage (diagonal elements of hat matrix)
    pr(a,b)                Pr(y | a < y < b)
    e(a,b)                 E(y | a < y < b)
    ystar(a,b)             E(y*), y* = max(a,min(y,b))
  * dfbeta(varname)        DFBETA for varname
    stdp                   standard error of the linear prediction
    stdf                   standard error of the forecast
    stdr                   standard error of the residual
  * covratio               COVRATIO
  * dfits                  DFITS
  * welsch                 Welsch distance
```

图 5 – 7　predict 命令所包含的预测内容

其中，xb 为计算线性预测，表示 x 向量乘以 b，即 y 预测向量值；residuals 为计算残差；rstandard 为计算标准化残差；stdr 为计算残差的标准误；stdp 为计算估计值的标准误。

例如，可以利用下面一系列命令来绘制线性回归图。首先计算 Y 的预测值（xb），将其存放在生成的变量 fit 中；再计算估计值标准误，将其存放在生成的变量 conf 中。因为无法直接预测 95% 置信区间，此处需要利用新的变量 fit 和 conf，通过命令 gen 手动计算上限 confup 和下限 confdn。最后，通过 gragh twoway 叠加多图（回顾第二章"二维图"部分），具体命令如下：

```
. predict fit, xb
. predict conf, stdp
. gen confup=fit+1.96*conf
. gen confdn=fit-1.96*conf
. scatter strong height|| line fit height|| line confup height || line
  confdn height
```

通过命令生成的线性回归图如下（图 5 - 8）：

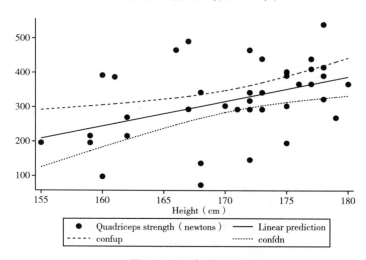

图 5 - 8 回归图示例

最后，再简单介绍一下线性回归的假设，即结局资料为定量资料，并满足"LINE"：线性（linear）（当 X 为定量资料时）；独立性（independence）；正态性（normality）；方差齐性（equal variance）。

对于正态性，可以通过直方图或 Q-Q 图了解是否属于正态分布；对于方差齐性，可以使用散点图来观察。具体步骤如下：

首先观察数据，了解数据资料属性和独立性；其次进行回归分析，计算预测值和标准化残差。利用 qnorm 命令绘制标准化残差的 Q-Q 图（图 5 - 9），利用 scatter 绘制标准化残差和预测值的散点图（图 5 - 10）。如果"everything looks OK"，则此回归方程"诊断"合格；否则需要退回第一步，了解分析数据，调整重新进行回归，重复至"诊断"合格。

```
. predict fit, xb

. predict res, rstandard

. qnorm res

. scatter res fit
```

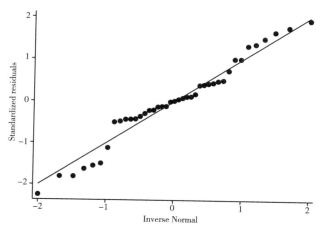

图 5 - 9　标准化残差的 Q-Q 图

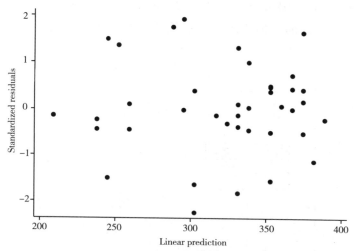

图 5 – 10　标准化残差和预测值的散点图

5.3　二分变量为自变量

线性回归的因变量必须是连续变量，但是自变量可以是连续变量，也可以是分类变量。继续利用前面 41 名饮酒者的例子，根据年龄生成新的变量 agegr 代表年龄段，以 45 岁作为分界线，age > 45 years 记为 1，age <=45 years 记为 0。以此二分变量作为自变量进行线性回归的计算：

```
. gen agegr=1 if age>45
(22 missing values generated)

. replace agegr=0 if agegr==.
(22 real changes made)

. label variable agegr "age group"
```

图 5 – 11 利用箱图展示了 45 岁及以下、45 岁以上两年龄段饮酒者肌肉力量的均值比较，显示低年龄段者肌肉力量高于高年龄段者。

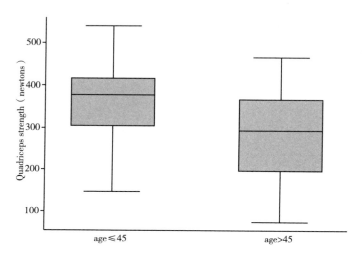

图 5 – 11　两年龄段肌肉力量的箱图

进一步进行 t 检验，了解两年龄段饮酒者肌肉力量均值的差异，在 Stata 的输出结果如下：

```
. ttest strong, by(agegr)

Two-sample t test with equal variances
```

Group	Obs	Mean	Std. Err.	Std. Dev.	[95% Conf. Interval]	
0	22	357.5909	21.87308	102.5938	312.1034	403.0785
1	19	281.0526	25.51143	111.2018	227.4551	334.6502
combined	41	322.122	17.51906	112.1767	286.7146	357.5293
diff		76.53828	33.40236		8.975624	144.1009

```
    diff = mean(0) - mean(1)                           t =   2.2914
Ho: diff = 0                          degrees of freedom =       39

    Ha: diff < 0              Ha: diff != 0              Ha: diff > 0
Pr(T < t) = 0.9863    Pr(|T| > |t|) = 0.0274    Pr(T > t) = 0.0137
```

最后进行线性回归分析。对于二分变量的自变量，在命令中依然是先写因变量，再写自变量。这里的二分变量编码必须为"0"和"1"。

```
. regress strong agegr
```

Source	SS	df	MS			
				Number of obs	=	41
				F(1, 39)	=	5.25
Model	59724.1247	1	59724.1247	Prob > F	=	0.0274
Residual	443620.266	39	11374.8786	R-squared	=	0.1187
				Adj R-squared	=	0.0961
Total	503344.39	40	12583.6098	Root MSE	=	106.65

strong	Coef.	Std. Err.	t	P>|t|	[95% Conf. Interval]	
agegr	-76.53828	33.40236	-2.29	0.027	-144.1009	-8.975624
_cons	357.5909	22.73851	15.73	0.000	311.5979	403.5839

5.4　多元线性回归

前面介绍的均是由一个变量来进行回归预测，实际工作中可能需要用多个变量进行回归预测。在 41 名饮酒者的例子中，以肌肉力量（strong）作为因变量，图 5 – 12 和图 5 – 13 分别展示了肌肉力量与身高（height）和年龄（age）的关系。如果分别进行线性回归分析，得到的回归方程为：

strong = − 908 + 7. 20 × height

strong = 502 − 4. 12 × age

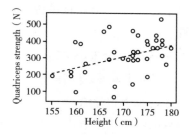

图 5 – 12　肌肉力量与身高的关系

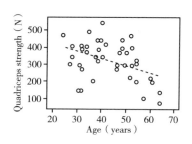

图 5 – 13   肌肉力量与年龄的关系

由图 5 – 12 和图 5 – 13 可见，肌肉力量可能与年龄和身高都有关，因此可以把年龄和身高两个变量都纳入回归方程进行多元线性回归分析。在 Stata 中，命令和结果如下：

```
. regress strong height age

      Source |       SS           df       MS            Number of obs   =        41
-------------+----------------------------------         F(2, 38)        =      6.72
       Model |   131495.398         2   65747.6989       Prob > F        =    0.0032
    Residual |   371848.992        38    9785.4998       R-squared       =    0.2612
-------------+----------------------------------         Adj R-squared   =    0.2224
       Total |    503344.39        40   12583.6098       Root MSE        =    98.922

------------------------------------------------------------------------------
      strong |      Coef.   Std. Err.      t    P>|t|     [95% Conf. Interval]
-------------+----------------------------------------------------------------
      height |   5.398182   2.545025     2.12   0.040     .2460489    10.55031
         age |  -3.075405   1.467358    -2.10   0.043    -6.045916   -.1048933
       _cons |  -465.6262   460.3335    -1.01   0.318    -1397.523    466.2702
------------------------------------------------------------------------------
```

在多元线性回归中，回归系数的计算依旧是利用最小二乘法进行。当然这些不需要手动计算，Stata 直接将结果进行了呈现，根据计算结果，多元方程可写为：

$$strong = {}^- 466 + 5.40 \times height - 3.08 \times age$$

通过这个方程，在给定年龄和身高的情况下，可以估计此样本所代表的整体的男性平均肌肉力量值。

多元回归方程中身高的回归系数为 5.40，相较于单独分析身高和肌肉力量关系时的数值发生了改变；同样地，年龄的回归系数也由 - 4.12 变为 - 3.08。在流行病学影响因素分析中，这是很常见的，这里可以表达为在调整年龄后身高每增加 1cm 肌肉力量的平均改变（effect of height adjusted for age）。

与分别进行回归分析相比，身高和年龄的回归系数在多元方程中均向 0 靠拢了，它们同时向 0 靠拢的原因如图 5 - 14 所示，年龄和身高在此数据中也存在相关性。在进行身高对肌肉力量的影响分析中，可以把年龄当作混杂因素。

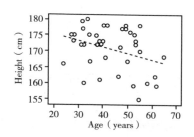

图 5 - 14　身高与年龄的关系

实际工作中，影响因素的分析往往需要进行混杂因素调整，如调整年龄和性别后某自变量对因变量的影响。哪些因素需要调整，要结合数据本身和背景知识进行，如在进行阿尔茨海默病危险因素分析时，年龄、性别和受教育程度作为"公认"的影响因素往往会被加入模型之中。这些情况，在下一章的 logistic 回归分析中更为常见。

第六章 影响因素分析及 Stata 中的 logistic 回归

6.1 logistic 回归在流行病学中的含义

logistic 回归是影响因素分析中常用的方法。医学研究中经常分析二分类因变量（如患病与未患病、阳性与阴性等）或多分类因变量与一组自变量的关系。流行病学研究中，常需要分析疾病与各种危险因素的定量关系；同时为了真实反映暴露因素与观察结果的关系，需要控制混杂因素的影响。这些情况下，可以使用 logistic 回归。logistic 回归属于非线性回归，包括二分类和多分类 logistic 回归。

设 P 为个体发病的概率，则发病的概率 P 与未发病的概率 $1 - P$ 之比为 odds，logit P 为 odds 的对数。

logit P = ln（prop with disease/prop without disease）

    = ln（odds of disease）

logit P = constant + coefficient × variable

Logit 代表 ln（odds），也叫 logistic transformation。logistic 回归方程中所使用的因变量"Y"值与线性回归不同，不再是一个数据中直接的某些数值，而是 ln $[P/(1-P)]$，而自变量"X"还可以是原来的那些 variables。

6.2　logistic 回归命令

二分类变量的 logistic 回归中，结局变量往往为"是"或"否"，如个体是否发病，在 Stata 中此变量记为"0/1"。logistic 回归在 Stata 中的命令为 logit。当然，Stata 不需要手动计算 ln $[P/(1-P)]$ 作为因变量，在命令中可以直接键入：

> logit depvar [indepvars] [if] [in] [weight] [, options]

其中，*depvar* 为因变量，即直接键入数据中以 0/1 形式存在的因变量的变量名；*indepvars* 为自变量；level（#）设定检验水准，默认为 level（95），其他选项可以通过 Help 详细查看。

例：有一项孕期吸烟与低出生体重婴儿关系的研究，低出生体重定义为出生体重低于 2.5kg。其中，low 是低出生体重变量，age 是产妇年龄，lwt 是产妇末次月经时体重，smoke 是孕期产妇吸烟变量，race 是种族变量，ht 是产妇高血压史变量，ui 是子宫刺激性变量，ptl 是早产史变量（次数）。

```
. webuse lbw
(Hosmer & Lemeshow data)

. list
```

	id	low	age	lwt	race	smoke	ptl	ht	ui	ftv	bwt
1.	85	0	19	182	black	nonsmoker	0	0	1	0	2523
2.	86	0	33	155	other	nonsmoker	0	0	0	3	2551
3.	87	0	20	105	white	smoker	0	0	0	1	2557
4.	88	0	21	108	white	smoker	0	0	1	2	2594
5.	89	0	18	107	white	smoker	0	0	1	0	2600
6.	91	0	21	124	other	nonsmoker	0	0	0	0	2622
7.	92	0	22	118	white	nonsmoker	0	0	0	1	2637
8.	93	0	17	103	other	nonsmoker	0	0	0	1	2637
9.	94	0	29	123	white	smoker	0	0	0	1	2663
10.	95	0	26	113	white	smoker	0	0	0	0	2665

首先可以通过 describe 命令了解数据，包括观测数、变量数、变量的含义等，然后利用 tabulate 命令查看本研究中的因变量低出

生体重的分布情况。结果显示，在 189 例个案中发生了 59 次低出生体重，占 31.22%，结果示例如下：

```
. describe

Contains data from http://www.stata-press.com/data/r15/lbw.dta
  obs:            189                     Hosmer & Lemeshow data
  vars:            11                     15 Jan 2016 05:01
  size:         2,646

              storage   display    value
variable name   type    format     label      variable label

id              int     %8.0g                  identification code
low             byte    %8.0g                  birthweight<2500g
age             byte    %8.0g                  age of mother
lwt             int     %8.0g                  weight at last menstrual period
race            byte    %8.0g      race        race
smoke           byte    %9.0g      smoke       smoked during pregnancy
ptl             byte    %8.0g                  premature labor history (count)
ht              byte    %8.0g                  has history of hypertension
ui              byte    %8.0g                  presence, uterine irritability
ftv             byte    %8.0g                  number of visits to physician during 1st trimester
bwt             int     %8.0g                  birthweight (grams)

. tab low

birthweight
   <2500g       Freq.       Percent        Cum.

        0         130        68.78        68.78
        1          59        31.22       100.00

    Total         189       100.00
```

根据第四章介绍的内容，在分析过程中，可以先进行假设检验，观察吸烟者是否在低出生体重的分布上有所差异。利用卡方检验进行分析，得到 $P = 0.026$，可以认为存在统计学上的差异，具体示例如下：

```
. tab smoke low, chi

 smoked
 during     birthweight<2500g
pregnancy       0          1        Total

nonsmoker      86         29          115
smoker         44         30           74

   Total      130         59          189

    Pearson chi2(1) =    4.9237   Pr = 0.026
```

那么，吸烟对低出生体重有怎样的影响呢？可以通过 logistic 回归来进行分析：

```
. logit low smoke

Iteration 0:    log likelihood =   -117.336
Iteration 1:    log likelihood =   -114.9123
Iteration 2:    log likelihood =   -114.9023
Iteration 3:    log likelihood =   -114.9023

Logistic regression                          Number of obs   =      189
                                             LR chi2(1)      =     4.87
                                             Prob > chi2     =   0.0274
Log likelihood =  -114.9023                  Pseudo R2       =   0.0207
```

low	Coef.	Std. Err.	z	P>|z|	[95% Conf. Interval]	
smoke	.7040592	.3196424	2.20	0.028	.0775716	1.330547
_cons	-1.087051	.2147339	-5.06	0.000	-1.507922	-.6661807

logistic 回归的结果与线性回归的结果形式类似，包括斜率和截距。需要注意的是，前面提到，方程中的"Y"并不是数据中的变量值，所以方程应该表达为：

ln（odds of low birthweight）= $-1.09 + 0.70 \times$ smoke

对于系数的解读可以简单了解：运用第三章的内容及简单的数学知识即可进行推导。

对于吸烟者，smoke 取值为 1；不吸烟者，smoke 取值为 0。分别代入方程得到：

ln（odds of low birthweight for smokers）= $-1.09 + 0.70$

ln（odds of low birthweight for non-smokers）= -1.09

那么，

ln（OR smoker versus non-smoker）

= ln（odds of low birthwiehgt for smoker/odds of low birthweight for non-smoker）

= ln（odds of low birthweight for smoker）$-$ ln（odds of low birthweight for non-smoker）

= 0.70

反过来即可计算得到 OR 值及置信区间：

OR = exp（0.70）= 2.01

95% CI for *OR*：exp（0.078）to exp（1.33）=（1.08，3.78）

以上部分仅为帮助理解 logistic 回归的流行病学概念，在实际操作时，Stata 并不需要手动计算 *OR* 值，只需在命令后加上"，or"，结果部分就会直接呈现 *OR* 值而不再是系数，具体示例如下：

```
. logit low smoke, or

Iteration 0:   log likelihood =   -117.336
Iteration 1:   log likelihood = -114.9123
Iteration 2:   log likelihood = -114.9023
Iteration 3:   log likelihood = -114.9023

Logistic regression                             Number of obs   =        189
                                                LR chi2(1)      =       4.87
                                                Prob > chi2     =     0.0274
Log likelihood = -114.9023                      Pseudo R2       =     0.0207
```

low	Odds Ratio	Std. Err.	z	P>|z|	[95% Conf. Interval]	
smoke	2.021944	.6462989	2.20	0.028	1.08066	3.783112
_cons	.3372093	.0724103	-5.06	0.000	.2213694	.5136667

```
Note: _cons estimates baseline odds.
```

OR 值为 2.02，$P < 0.05$，孕期吸烟者新生儿发生低出生体重的风险是不吸烟者的 2.02 倍。

6.3　哑变量

当自变量不是 0/1 变量，而是存在多分类时，在 Stata 运算中需要设定哑变量。如低出生体重数据中的种族分为 white、black、other 3 类：

```
. tab low race, chi
```

birthweight<2500g	race white	black	other	Total
0	73	15	42	130
1	23	11	25	59
Total	96	26	67	189

```
Pearson chi2(2) =   5.0048   Pr = 0.082
```

对于哑变量的设置，只需要在 logit 命令中在所涉及的变量前面加上"i.",表示该变量自动转化为哑变量进入模型。一般来说,如果一个分组变量有 K 个水平,则可以被映射为 K 个哑变量,但模型中只需引入 $K-1$ 个哑变量,第一个水平被作为对比水平:

```
. logit low i.race, or

Iteration 0:   log likelihood =   -117.336
Iteration 1:   log likelihood = -114.84273
Iteration 2:   log likelihood = -114.83082
Iteration 3:   log likelihood = -114.83082

Logistic regression                             Number of obs   =       189
                                                LR chi2(2)      =      5.01
                                                Prob > chi2     =    0.0817
Log likelihood = -114.83082                     Pseudo R2       =    0.0214
```

low	Odds Ratio	Std. Err.	z	P>|z|	[95% Conf. Interval]	
race						
black	2.327536	1.078613	1.82	0.068	.9385072	5.772385
other	1.889234	.6571342	1.83	0.067	.9554577	3.735597
_cons	.3150685	.0753382	-4.83	0.000	.1971825	.503433

```
Note: _cons estimates baseline odds.
```

结果显示,black 发生低出生体重的风险是 white 的 2.33 倍,other 是 white 的 1.89 倍,但是查看 P 值和置信区间,结果均不显著。

此外,哑变量转换也可使用"xi:"。与前者的区别在于 xi 命令会在数据库产生哑变量。black 和 other 分别以 0/1 的形式存放在了新生成的_Irace_2 和_Irace_3 变量中,其运行的结果和解读与前者没有差别:

6.4 因素调整

在实际数据分析中,往往需要进行多变量的分析,如在调整种族后分析吸烟对低出生体重的影响。可以简单地把多个需要调整的变量放入命令中进行运算。结果显示,在调整种族后吸烟的 OR 值为 3.05,95% CI 为 $1.48 \sim 6.29$。当然也可以说在调整吸烟后种族的 OR 值为 2.95 和 3.03,但多数情况下的调整(分层分析)应用于年龄、性别、种族等变量:

```
. xi:logit low i.race, or
i.race          _Irace_1-3         (naturally coded; _Irace_1 omitted)

Iteration 0:    log likelihood =   -117.336
Iteration 1:    log likelihood = -114.84273
Iteration 2:    log likelihood = -114.83082
Iteration 3:    log likelihood = -114.83082

Logistic regression                        Number of obs    =        189
                                           LR chi2(2)       =       5.01
                                           Prob > chi2      =     0.0817
Log likelihood = -114.83082                Pseudo R2        =     0.0214
```

low	Odds Ratio	Std. Err.	z	P>|z|	[95% Conf. Interval]	
_Irace_2	2.327536	1.078613	1.82	0.068	.9385072	5.772385
_Irace_3	1.889234	.6571342	1.83	0.067	.9554577	3.735597
_cons	.3150685	.0753382	-4.83	0.000	.1971825	.503433

Note: **_cons** estimates baseline odds.

```
. logit low smoke i.race, or

Iteration 0:    log likelihood =   -117.336
Iteration 1:    log likelihood = -110.10441
Iteration 2:    log likelihood = -109.98749
Iteration 3:    log likelihood = -109.98736
Iteration 4:    log likelihood = -109.98736

Logistic regression                        Number of obs    =        189
                                           LR chi2(3)       =      14.70
                                           Prob > chi2      =     0.0021
Log likelihood = -109.98736                Pseudo R2        =     0.0626
```

low	Odds Ratio	Std. Err.	z	P>|z|	[95% Conf. Interval]	
smoke	3.052631	1.127112	3.02	0.003	1.480432	6.294487
race						
black	2.956742	1.448759	2.21	0.027	1.131716	7.724838
other	3.030001	1.212927	2.77	0.006	1.382616	6.64024
_cons	.1587319	.0560108	-5.22	0.000	.0794888	.3169732

Note: **_cons** estimates baseline odds.

在第三章的体质指数与剖宫产的例子中，利用 cs 命令分析了超重对剖宫产的影响。事实上，多个因素可能同时对剖宫产率存在影响，除体质指数外，数据中的引产（iol）和阴道分娩史（prevag）均可能与剖宫产率（caesar）相关。那么则需要分析，在考虑到引产和既往分娩的影响后，体质指数和剖宫产之间的关系是否依然存在：

. list

	caesar	ht	wt	bmi	iol	prevag
1.	no	160	59	23	no	no
2.	no	165	55.099998	20.200001	no	yes
3.	no	158	69.900002	28	no	no
4.	no	154.94	50.799999	21.200001	no	yes
5.	no	161.28999	64.800003	24.9	no	yes
6.	no	157.48	55.200001	22.299999	no	no
7.	no	139.7	49.299999	25.299999	no	yes
8.	no	158	49.200001	19.700001	no	yes
9.	no	154.94	53.200001	22.200001	no	no
10.	no	157.48	76.800003	31	yes	no

. logit caesar bmi iol prevag

```
Iteration 0:   log likelihood = -369.6134
Iteration 1:   log likelihood = -334.45765
Iteration 2:   log likelihood = -330.75065
Iteration 3:   log likelihood = -330.70719
Iteration 4:   log likelihood = -330.70715
Iteration 5:   log likelihood = -330.70715
```

Logistic regression

```
Number of obs   =      836
LR chi2(3)      =    77.81
Prob > chi2     =   0.0000
```

Log likelihood = -330.70715

```
Pseudo R2       =   0.1053
```

caesar	Coef.	Std. Err.	z	P>|z|	[95% Conf. Interval]	
bmi	.0883446	.0199932	4.42	0.000	.0491587	.1275305
iol	.6471444	.2140668	3.02	0.003	.2275812	1.066708
prevag	-1.796277	.2980959	-6.03	0.000	-2.380535	-1.21202
_cons	-3.700088	.5343237	-6.92	0.000	-4.747343	-2.652833

. logit caesar bmi iol prevag, or

```
Iteration 0:   log likelihood = -369.6134
Iteration 1:   log likelihood = -334.45765
Iteration 2:   log likelihood = -330.75065
Iteration 3:   log likelihood = -330.70719
Iteration 4:   log likelihood = -330.70715
Iteration 5:   log likelihood = -330.70715
```

Logistic regression

```
Number of obs   =      836
LR chi2(3)      =    77.81
Prob > chi2     =   0.0000
```

Log likelihood = -330.70715

```
Pseudo R2       =   0.1053
```

caesar	Odds Ratio	Std. Err.	z	P>|z|	[95% Conf. Interval]	
bmi	1.092365	.0218398	4.42	0.000	1.050387	1.13602
iol	1.910079	.4088843	3.02	0.003	1.255559	2.905796
prevag	.1659154	.0494587	-6.03	0.000	.0925011	.2975955
_cons	.0247213	.0132092	-6.92	0.000	.0086747	.0704513

Note: _cons estimates baseline odds.

根据 Stata 分析结果，剖宫产的 logistic 回归方程可写为：

ln (odds caesarean) = $-$3. 70 + 0. 0883 × bmi + 0. 647 × iol $-$ 1. 80 × prevag

odds caesarean = 0. 0247 × 1. 092^{bmi} × 1. 910^{iol} × 0. 166^{prevag}

其中，bmi 所对应的 *OR* 值 1. 09 即为调整了引产和既往分娩的影响后，BMI 对剖宫产的影响。事实上，在这个数据中，如果单纯只进行 BMI 和剖宫产的 logistic 回归，其 *OR* 值和置信区间与调整后的变化不大，这是因为这 3 个自变量之间的关系并不密切。

6. 5　条件 logistic 回归

配对设计的病例对照研究，除了使用命令 mcc/mcci 外，还可以使用条件 logistic 回归（conditional logistic regression），在 Stata 中的命令为 clogit，命令内容和形式与 logit 相似，但需要在命令中明确分组变量 group：

```
clogit depvar [indepvars] [if] [in] [weight] , group(
       varname) [options]
```

例：在一项低出生体重婴儿的配对病例对照研究中，将每名低出生体重婴儿与一名正常体重婴儿根据产妇年龄 1：1 配对。考虑到的产妇危险因素包括种族、吸烟情况、当前高血压情况、当前子宫刺激性、早产史及产妇孕前最后一次月经时的体重。低出生体重定义为出生体重低于 2. 5kg。其中，low 是低出生体重变量，age 是产妇年龄，lwt 是产妇末次月经时体重，smoke 是孕期产妇吸烟变量，race 是种族变量，ht 是产妇高血压史变量，ui 是子宫刺激性变量，ptl 是早产史变量（次数）：

```
. webuse lowbirth2
(Applied Logistic Regression, Hosmer & Lemeshow)

. clogit low lwt smoke ptd ht ui i.race, group(pairid) or

Iteration 0:    log likelihood = -26.768693
Iteration 1:    log likelihood = -25.810476
Iteration 2:    log likelihood = -25.794296
Iteration 3:    log likelihood = -25.794271
Iteration 4:    log likelihood = -25.794271

Conditional (fixed-effects) logistic regression

                                    Number of obs    =        112
                                    LR chi2(7)       =      26.04
                                    Prob > chi2      =     0.0005
Log likelihood = -25.794271         Pseudo R2        =     0.3355
```

low	Odds Ratio	Std. Err.	z	P>|z|	[95% Conf. Interval]	
lwt	.9817921	.009897	-1.82	0.068	.9625847	1.001383
smoke	4.057862	2.547686	2.23	0.026	1.185439	13.89042
ptd	6.098293	4.80942	2.29	0.022	1.299894	28.60938
ht	10.60316	11.51639	2.17	0.030	1.261599	89.11467
ui	4.06303	2.828513	2.01	0.044	1.038195	15.90088
race						
black	1.770681	1.221141	0.83	0.407	.4582617	6.84175
other	.975003	.6817263	-0.04	0.971	.2476522	3.838573

此外，Stata 中多分类 logistic 回归命令还有多分类无序 logistic 回归，命令为 mlogit，以及多分类有序 logistic 回归，命令为 ologit。它们与前面所讲述的内容类似，可以自行利用 Help 学习和使用。

6.6　do 文件的建立和使用

在进行分析时，除了可以在命令框一次键入命令进行数据分析外，还可以利用 do 文件来撰写和保存命令，批量分析。图 6 - 1 为本章所使用的命令。选中一个命令或多个命令，按最右侧运行键 📑，即可运行单行或多行命令。

do 文件里可以对命令添加注释，在下次运行时帮助更直观地了解命令的目的。添加注释有以下几种方式（图 6 - 2）：①以星号 *开头，则 Stata 忽略此行。②Stata 忽略/ * */之间的内容。③Stata

忽略双斜杠∥后面当前行的内容。④Stata 忽略三斜杠∥∥后面当前
行的内容，并把当前行与下一行连在一起。

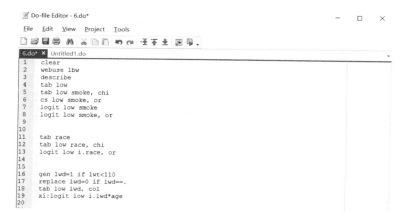

图 6 - 1 do 文件编辑器

```
1    clear
2    webuse lbw
3    describe
4    *吸烟与低出生体重的关系
5    tab low
6    tab low smoke, chi
7    cs low smoke, or
8    logit low smoke
9    logit low smoke, or
10
11   *种族与低出生体重的关系
12   tab race
13   tab low race, chi
14   logit low i.race, or
15
16
17   gen lwd=1 if lwt<110 /*生成新变量代表孕妇低体重*/
18   replace lwd=0 if lwd==.
19   tab low lwd, col
20   xi:logit low i.lwd*age
21
```

图 6 - 2 do 文件中所添加的注释

do 文件中命令以蓝色显示，变量名以黑色显示，添加的注释以
绿色显示。do 文件是保存命令和批量多次运行命令的好帮手，同时
还能帮助厘清分析思路，大家在熟练使用 Stata 后可尝试利用 do 文
件进行数据管理和分析。

第七章 应用 Stata 进行生存分析

7.1 生存分析的含义

上一章介绍的 logistic 回归在流行病学影响因素分析中只考虑了终点事件，如低出生体重的发生、某疾病的发病、死亡等，而在一些纵向研究中，除了终点事件，数据还提供了出现结局所经历的时间长短，这也是不可忽略的因素，应纳入分析当中。本章将介绍 Stata 处理此类数据所应用的生存分析法（survival analysis），同时考虑生存结局和生存时间。

生存时间的确定包括数据中观察的起点，如发病时间、确诊时间、接受正规治疗的时间、随机化的时间等。终点事件包括死亡、疾病的发生和预后、某种治疗的反应、疾病复发、设备失效等。所经历的时间可以有不同的量度，如年、月、日、小时。生存时间的分布与常见的统计分布不同，如指数分布、Weibull 分布、Gamma 分布或更复杂的分布。

生存分析在流行病学中的用途包括：①估计：根据样本生存资料估计总体生存指标，如中位生存期。②比较：不同生存曲线比较。③影响因素分析：探索影响生存时间长短的因素。④预测：对不同因素、不同水平的个体进行生存预测。

在生存分析中包含两种数据类型（图 7－1）：①完全数据

（complete data）。随访研究中，在规定的观察期内，对某些观察对象观察到了死亡结局（event），称为生存时间的完全数据。完全数据提供的是准确的生存时间。②截尾数据（censored）。随访研究中，在规定的观察期内，某些观察对象由于某种原因未能观察到死亡结局，并不知道确切的生存时间，称为生存时间的截尾数据。出现截尾数据可能是因为研究结束时终点事件尚未发生、失访、患者死于其他原因等致观察终止等。截尾的观测时间可能由于研究结束而长于发生事件的时间，也有可能由于失访而短于一些发生事件的时间。

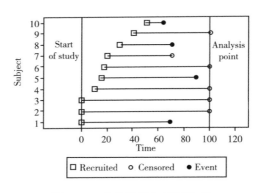

图 7 - 1　完整数据与截尾数据

7.2　生存分析在 Stata 中的变量设置

本节以下肢静脉性溃疡两种治疗方法的随机对照试验来进行 Stata 中生存分析的介绍。研究数据中涉及的两种治疗方法为 four layer bandage（4LB），elastic compression；以及 short-stretch bandage（SSB），inelastic compression。结局为治愈的时间（天）。各变量名称、格式、及含义如下所示：

variable name	storage type	display format	value label	variable label
id	str4	%4s		Identity code
centre	byte	%8.0g		Centre code
arm	byte	%8.0g	arm	Treatment arm
sex	byte	%8.0g	sex	Sex
duration	float	%9.0g		Duration of ulcer
episodes	byte	%8.0g		Previous episodes of ulceration
mobility	byte	%8.0g		Mobility
ankcirc	float	%9.0g		Ankle circumference
area	float	%9.0g		Area of ulcer (sq cm)
age	byte	%8.0g		Age
heal_dat	double	%dD_m_Y		Healing date
entrance	double	%dD_m_Y		Entrance date
last_dat	double	%dD_m_Y		Last date

　　数据中时间相关变量有入组时间"entrance"、治愈时间"heal_dat"和最后随访时间"last_dat"。其中，并不是每行数据都有治愈时间，因为可能存在失访或研究结束时尚未治愈的情况（未出现事件 event）。以下为 Stata 中下肢静脉性溃疡的两种治疗方法的随机对照试验数据中时间相关的变量记录形式（图 7 - 2）：

	id	heal_dat	entrance	last_dat
1	1001	04 Feb 00	22 Apr 99	29 Oct 01
2	1002	27 Oct 99	23 Apr 99	04 Feb 00
3	1004	20 May 99	06 May 99	17 Nov 00
4	1008	02 Nov 99	18 May 99	02 Nov 99
5	1011	25 Aug 99	24 May 99	27 Sep 99
6	1017	08 Feb 00	02 Jun 99	27 Dec 01
7	1018	06 Jul 99	04 Jun 99	07 Jun 00
8	1020	15 Sep 99	07 Jun 99	02 Nov 99
9	1022	24 Jun 99	10 Jun 99	09 Aug 99
10	1023	08 Sep 99	14 Jun 99	13 Sep 99
11	1026	05 Nov 99	17 Jun 99	21 Dec 99
12	1027	18 Aug 99	18 Jun 99	07 Jan 02
13	1029	19 Jul 99	21 Jun 99	23 Jan 01
14	1031	31 May 00	23 Jun 99	25 Jul 00
15	1034	.	30 Jun 99	10 Feb 01
16	1036	.	02 Jul 99	07 Dec 01
17	1037	24 Aug 99	05 Jul 99	09 Jul 01
18	1040	05 Oct 99	06 Jul 99	20 Jul 00
19	1042	27 Aug 99	08 Jul 99	21 Aug 01
20	1046	.	15 Jul 99	01 Nov 01

图 7 - 2　下肢静脉性溃疡试验数据在 Stata 中时间相关变量的记录形式

要进行生存分析，需要两个变量：从入组到治愈或截尾的时间变量，以及一个说明该患者是治愈还是截尾的变量。这些在 Stata 中都很容易实现。数据中的日期本身就以 date 的形式存在，所以可以直接用一个时间减去另一个时间。

首先，生成变量 time1，为治愈时间减去入组时间：

```
gen time1 = heal_dat-entrance
```

然后，生成变量 time2，为最后随访时间减去入组时间：

```
gen time2 = last_dat-entrance
```

观察 time1 和 time2，现在需要第三个时间变量 time 来整合 time1 和 time2，使变量 time 包含治愈时间或最后随访时间。如果该患者的数据中有治愈时间，则说明患者"治愈"，time = time1；如果该患者的数据中治愈时间缺失，则说明患者"未治愈"，time = time2。这些内容可以通过第一章所介绍的 generate 和 replace 命令来完成：

```
gen time = time1
replace time = time2 if time1 == .
```

最后，需要生成一个变量 status，为患者治愈或截尾的状态。可以把所有含有 time1 数据的患者记为 status = 1（治愈），所有缺失 time1 数据的患者记为 status = 0（未治愈或截尾）：

```
gen status = 1
replace status = 0 if time1 == .
```

下面为 Stata 中两变量的生成过程：

```
. gen time1=heal_dat-entrance
(89 missing values generated)
```

```
. gen time2=last_dat-entrance

. gen time=time1
(89 missing values generated)

. replace time=time2 if time1==.
(89 real changes made)

. gen status=1

. replace status=0 if time1==.
(89 real changes made)
```

7.3　应用 Kaplan-Meier 生存分析

Stata 中生存分析为一组命令，这组命令均以"st"开头，意思为"survival times"。可以通过命令 help st 进行查看和学习。

使用 st 命令，首先需要使用者"告诉"Stata 数据中关于时间和结局的变量是哪些，所对应的命令为：

> stset time，failure（status）

```
. stset time, failure(status)

       failure event:  status != 0 & status < .
  obs. time interval:  (0, time]
  exit on or before:  failure

          387  total observations
            1  observation ends on or before enter()

          386  observations remaining, representing
          298  failures in single-record/single-failure data
    76,546.99  total analysis time at risk and under observation
                                    at risk from t =         0
                          earliest observed entry t =         0
                            last observed exit t =  954.5703

. sts

          failure _d:  status
    analysis time _t:  time
```

结果显示 387 个观测值中，有一个出现异常，可能是数据中的结局时间早于入组时间。此类观测值将在生存分析中被忽略，不纳入计算。随后即可利用命令 sts 进行 Kaplan-Meier 生存分析和图形绘制，得到整个数据的生存曲线（图 7 − 3）：

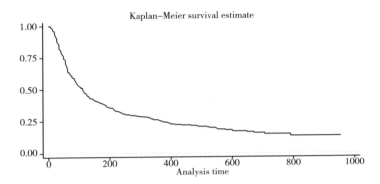

图 7 − 3　**Kaplan-Meier** 生存分析图

还可以分组进行生存曲线的绘制（图 7 − 4），比较两种治疗方法，命令结果如下：

```
. sts graph, by(arm)
        failure _d:  status
  analysis time _t:  time
```

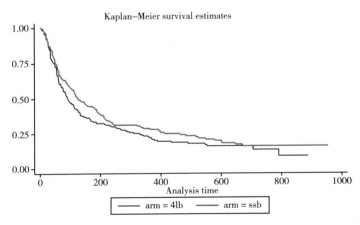

图 7 − 4　**Kaplan-Meier** 生存分析中两种治疗方法的比较

　　Kaplan-Meier 生存曲线中，曲线高、下降平缓表示生存率高或
生存期较长；曲线低、下降陡峭表示生存率低或生存期较短。当
然，对于"治愈"这类的正向结局，也可以把曲线倒过来绘制
（图 7 - 5），在命令中加入"failure"选项，使其更直观和方便
理解：

```
. sts graph, by(arm) failure

        failure _d:  status
  analysis time _t:  time
```

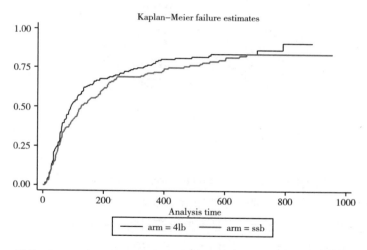

图 7 - 5　Kaplan-Meier 生存分析中利用"failure"选项倒置图形

7.4　生存曲线的比较

　　目测两组生存曲线可能有所不同，但其区别有无统计学差异仍
需通过假设检验确认。与普通的两组或多组率比较不同，如果笼统
地以最后结果作为检验依据，而不考虑每个观察对象生存时间的长
短，显然过于粗糙。生存曲线的假设检验方法有 log-rank 检验等，

能充分利用生存时间，在实际工作中应用较多。log-rank 检验在 Stata 中也属于 st 命令组，其对应的命令为 sts test：

```
. sts test arm

        failure _d:  status
   analysis time _t:  time


Log-rank test for equality of survivor functions

         Events      Events
arm    observed    expected

41b        154      140.67
ssb        144      157.33

Total      298      298.00

       chi2(1) =        2.40
       Pr>chi2 =      0.1214
```

7.5 Cox 回归

Cox regression 也称 proportional hazards regression，它以生存结局和生存时间作为应变量，同时分析众多因素对生存期的影响，分析带有截尾生存时间的资料，且不要求资料的生存分布类型。与 logistic 回归的作用类似，Cox 回归可以进行影响因素生存分析、校正混杂因素后的分析、多变量生存预测等。

$\ln(hazardratio) = \beta_1 \times X_1 + \beta_2 \times X_2 + \cdots \beta_n \times X_n$

下面利用 Cox 回归来分析不同治疗方法和溃疡面积对治愈的影响。Cox 回归在 Stata 中的命令为 stcox。与 logistic 和 linear 回归有所不同，Cox 回归不需要在命令中再写入因变量，因为生存分析的结局和时间已经在前面进行了设置和明确，因此命令 stcox 后面直接写自变量即可：

```
. stcox arm area

        failure _d:  status
  analysis time _t:  time

Iteration 0:   log likelihood = -1565.0674
Iteration 1:   log likelihood = -1551.9788
Iteration 2:   log likelihood = -1547.0881
Iteration 3:   log likelihood = -1545.8945
Iteration 4:   log likelihood = -1545.8365
Iteration 5:   log likelihood = -1545.8364
Refining estimates:
Iteration 0:   log likelihood = -1545.8364

Cox regression -- no ties

No. of subjects =         385          Number of obs    =        385
No. of failures =         298
Time at risk    =  76322.38806
                                       LR chi2(2)       =      38.46
Log likelihood  =   -1545.8364         Prob > chi2      =     0.0000
```

_t	Haz. Ratio	Std. Err.	z	P>|z|	[95% Conf. Interval]	
arm	.7906083	.0919486	-2.02	0.043	.6294564	.9930177
area	.9731708	.0062867	-4.21	0.000	.9609267	.9855709

　　结果直接显示 *HR*（hazard ratio）值，观察 *P* 值和 95% CI，提示不同的治疗方法和溃疡面积对治愈均有显著影响。

　　可以进一步加入不同的试验中心作为协变量纳入 Cox 回归方程。不同的试验中心 center 是分类变量，且大于两类，因此需要借助"xi:"在命令中设置哑变量：

```
. xi:stcox arm area i.centre
i.centre          _Icentre_1-9       (naturally coded; _Icentre_1 omitted)

        failure _d:  status
  analysis time _t:  time

Iteration 0:   log likelihood = -1565.0674
Iteration 1:   log likelihood =  -1536.649
Iteration 2:   log likelihood = -1529.2445
Iteration 3:   log likelihood = -1528.4487
Iteration 4:   log likelihood = -1528.4196
Iteration 5:   log likelihood = -1528.4195
Refining estimates:
Iteration 0:   log likelihood = -1528.4195

Cox regression -- no ties

No. of subjects =         385          Number of obs    =        385
No. of failures =         298
Time at risk    =  76322.38806
                                       LR chi2(10)      =      73.30
Log likelihood  =   -1528.4195         Prob > chi2      =     0.0000
```

_t	Haz. Ratio	Std. Err.	z	P>|z|	[95% Conf. Interval]	
arm	.7480529	.0886924	-2.45	0.014	.5929391	.9437446
area	.9767408	.0059293	-3.88	0.000	.9651884	.9884315
_Icentre_2	1.284875	.2035491	1.58	0.114	.9419202	1.752701
_Icentre_3	2.485805	.4243899	5.33	0.000	1.778874	3.473671
_Icentre_4	1.331245	.3075595	1.24	0.216	.8464547	2.09369
_Icentre_5	1.112624	.2742168	0.43	0.665	.6863757	1.803579
_Icentre_6	.8984312	.2920805	-0.33	0.742	.4750712	1.699069
_Icentre_7	.792714	.3371245	-0.55	0.585	.3444439	1.824377
_Icentre_8	.7975329	.3405382	-0.53	0.596	.3453778	1.841631
_Icentre_9	.5615359	.3314685	-0.98	0.328	.1765723	1.785799

　　计算结果显示，在调整试验中心后，不同治疗方法 arm 的 HR 值略有变小，P 值更低，溃疡面积的影响作用也被降低（HR 值更接近 1）。这说明溃疡面积可能与试验中心显著相关，可能某些试验中心的患者溃疡情况比其他试验中心更加严重。

参考文献

[1] Glass RI, Svennerholm AM, Stoll BJ, et al. Protection against cholera in breast-fed children by antibodies in breast milk. N Engl J Med. 1983; 308: 1389 - 1392.

[2] Rothman KJ, Greenland S, Lash TL. Modern Epidemiology. 3rd ed. Philadelphia: Lippincott William & Wilkins, 2008.

[3] Hickish T, Colston K, Bland JM, et al. Vitamin D deficiency and muscle strength in male alcoholics. Clin Sci. 1989; 77: 171 - 176.